临床基础护理学

主编 姚 俊

江西科学技术出版社

图书在版编目（CIP）数据

临床基础护理学／姚俊主编. —南昌：江西科学技术出版社，2020.7（2023.7重印）

ISBN 978-7-5390-7311-8

Ⅰ．①临… Ⅱ．①姚… Ⅲ．①护理学 Ⅳ．①R47

中国版本图书馆CIP数据核字（2020）第075056号

国际互联网（Internet）地址：

http://www.jxkjcbs.com

选题序号：**ZK2020071**

图书代码：**B20106-102**

临床基础护理学 　　　　　　　　　　　　　　　　　　　　　　　姚俊　主编

出版 发行	江西科学技术出版社
社址	南昌市蓼洲街2号附1号
	邮编：330009　电话：（0791）86623491　86639342（传真）
印刷	永清县晔盛亚胶印有限公司
经销	各地新华书店
开本	710 mm × 1000 mm　1/16
字数	207千字
印张	8.5
版次	2020年7月第1版　2023年7月第2次印刷
书号	ISBN 978-7-5390-7311-8
定价	49.80元

赣版权登字-03-2020-131

前言

随着我国临床医学的飞速发展,临床护理工作的新理念、新技术也在不断发展。

本书根据临床实际工作的需要,结合基层医院工作编写而成。以医院科室设置为线索,详细介绍了呼吸系统、循环系统、消化系统、神经系统等内科常见疾病护理、外科常见疾病护理等内容。全书将护理理论融入护理实践,力求反映护理临床和护理研究的最新成果。

在本书的编写过程中,参考了大量中外文献,在此向原作者表示感谢。限于时间仓促和能力有限,书中难免有不妥之处,恳请广大读者予以指正。

编者

目录

第一章 护理学绪论

第一节 护理学的形成与发展

护理是人类生存的需要,它经历了漫长的历史过程。随着科学技术和社会的发展,护理服务的目标、对象、场所和内容也在不断地变化。

早期护理意识起源于人们的生活实践。人类为谋求生存,在向自然界做斗争的过程中,积累了丰富的生活经验。他们以自我保护式、互助式的手段与疾病做斗争,出现了诸如按摩、伤口包扎、拔火罐、冷水降温等护理的萌芽,唐代孙思邈用细葱叶去尖插入尿道以泄尿液,可谓最早的导尿术。但当时的护理仅限于简单的生活上的照料,并带有浓厚的宗教色彩。

19世纪中叶,弗洛伦斯·南丁格尔首创了科学的护理专业,护理学理论才逐步形成和发展,国际上称这个时期为"南丁格尔时代",也是近代护理学的开始,使护理专业经历了从一门技术发展到一门学科的阶段。护理教育逐步系统化,护理人才迅速成长,护理理论逐渐自成体系,并形成了独立学科。护理学的业务范围有了明确的为人类健康服务的职责,并日益被确认在整个生命科学中的重要地位。在此阶段由于生物学的兴起,生物医学模式替代了经验医学模式,并把医学科学纳入生物医学范畴。生物医学模式认为"人是生物",疾病是器官的变化,而忽视了人的整体性,忽略了社会和心理因素对人的健康和疾病的影响。因此,这个阶段的护理是以疾病为中心的护理。

现代护理学起源于20世纪70年代,随着科学技术和社会的进步,人们发现,导致疾病的因素除生物因素外,还与社会和人的心理因素密切相关。人不仅是独立的生物体,还是构成家庭、社会以及生物圈的生态大系统的重要成分,在此基础上产生了"生物、心理、社会"医学模式。正是这个转变给护理学提出了新的挑战,促使护理学的性质、任务发生了巨大的变化。护理的目标是帮助病人恢复健康和不断提高人们的健康水平。因此,首先要正确认识健康这个概念,世界卫生组织认为:健康,不但是没有躯体疾病,还要有完整的生理、心理状态和社会适应能力。对健康的重新认识,要求医护人员在工作中把人作为一个整体来看待,既是一个生物的人,也是一个社会的人;对疾病的发生和认识,既要了解生理和心理的因素,也要重视社会环境对人的影响。因此,这一时期的护理应是以病人为中心的护理,并要使护理走向社区,实施以人为中心的整体护理。

学习了护理发展史及健康概念,使医学生明确医、护工作虽然分工不同,但在防病治病的过程中,目标一致,需要密切配合,才能更好地为人类的健康服务。

第二节 中国护理学的形成与发展

一、中国古代护理

祖国医学是中国几千年历史文化中的灿烂瑰宝,中医护理史是祖国医学中不可分割的组成部分,虽然我国传统医学专著中并无"护理"二字,但却有着自己独特的原则和技术。如中医治病的一个重要原则"三分治,七分养"中的"七分养"就是我们今天所说的护理,它包括改善病人的休养环境和心态,加强营养调理,注重动、静结合的体质锻炼等,这些都是中医辨证施护的精华。历代名医如华佗,他擅长外科,医术高明且医护兼任;明代中药学巨著《本草纲目》的作者李时珍,他虽然是著名的药学家,而他能医善护,为病人煎药、喂药,被传为佳话。我国最早的中医学经典著作《黄帝内经》中记载着"不治已病,治未病"的保健思想,强调了解、关心病人疾苦,进行针对性疏导的整体观点;还有唐代杰出医药学家孙思邈创造的葱叶去尖插入尿道,引出尿液的导尿术;明、清时代为防治瘟病而采用的燃烧艾叶、喷洒雄黄酒消毒空气和环境,用蒸汽消毒法处理传染病人的衣物等护理技术,至今仍不失其科学意义。

二、中国近代护理的发展

我国近代护理的发展是随着西医的传入而开始的。1935 年,在广东省建立的第一所西医医院,外国人为了利用中国的廉价劳动力,以短训班形式培训护理人员。1887 年,一名美国护士在上海妇孺医院开办了护士训练班。1888 年,在福州成立了中国第一所护士学校,首届只招收了 3 名女生。那时医院的护理领导和护校校长、教师等多为外国人,所用护理教材、护理技术操作规程、护士的培训方法等都承袭了西方的观点和习惯,形成了欧美式的中国护理专业。

1909 年在江西牯岭成立了中华护士会,主要负责制定、编译、统一护校教材,并对全国护校注册,组织会考,颁发执照等,但是那时学会的理事长由外国人担任。1914 年 6 月在上海召开第一次全国护士代表大会。在这次会议上,钟茂芳成为了第一位被选为学会副理事长的中国护士。直至 1924 年终于由我国护士伍哲英接任理事长。1922 年,我国参加国际护士会。1925 年,中华护士会第一次派代表出席在芬兰召开的国际护士会会员国代表大会。

1921 年,北京协和医院联合燕京大学、金陵大学、东吴大学、岭南大学创办高等护理教育,学制 4~5 年,其中五年制的学生毕业时被授予理学学士学位。1932 年在南京创立我国第一所国立中央高级护士职业学校。1934 年,教育部成立护士教育委员会,将护士教育定为高级护士职业教育,护理教育纳入国家正式教育体系。然而,经过 60 年(1888~1948 年)的漫长岁月,正式注册的护士学校只有 180 多所,总计培养护士仅 3 万多人,远不能满足亿万中国人民对卫生保健的实际需要。

人民革命战争中的护理事业。中国人民解放军的护理工作始于土地革命战争年代。早在 1928 年井冈山的红军医院,就设有看护训练班。1931 年底创立的我军第一所医校——中国工农红军军医学校,在长征之前培训看护 300 人;抗日战争、解放战争期间,为保障部队的战斗力,护理教育趋向正规、普及,培养了大批优秀护理人才。1941 年、1942 年护士节,毛泽东同志亲笔题词"护士工作有很大的政治重要性""尊重护士,爱护护士"。党和革命领袖对护理工作的重视和关怀,极大地鼓舞了广大护理工作者,他们浴血奋战,艰苦创业,默默奉献,谱写了永载史册的业绩,在我国近代护理史上留下了光辉的一页。

三、中国现代护理的进程

中华人民共和国成立后,我国护理工作进入了一个新的时期,也经历了坎坷不平的发展道路。我国现代护理的进程大致经历了 3 个阶段。

(一)护理工作的规划、整顿、发展期

1949 年 10 月至 1966 年 5 月,是在党的卫生方针指引下护理工作的规划、整顿、发展期。1950年在北京召开的第一届全国卫生工作会议上,提出了发展护理专业的统一规划,将护理专业教育被列为中等教育范畴,并纳入正规教育系统,由卫生教材编审委员会编写、出版护理教材。同年8月,召开了中国护士学会第十七届全国理事会,特聘中央卫生部部长李德全和全国妇联主席邓颖超为名誉理事长,学会工作从此进入了新阶段。1952年中华护理学会开始参加国际学术交流,与苏联、南斯拉夫等国和地区进行护理学术交流。1954年5月创办《护理杂志》。1958年护士学会被吸收为中国科学技术协会成员。在党和政府的关怀重视下,旧社会遗留下来的护士生活、政治待遇、发展前途等问题得到相应的解决,充分调动了全国护士的工作热情。护理技术得到迅速发展,推行"保护性医疗制度",创造并推广无痛注射法,创立"三级护理""查对制度",使护理工作逐步规范化。专科护理技术有重大突破,大面积烧伤被救治存活;断肢再植成功,都代表了我国解放初期的护理专业发展水平,并为护理学从一门技艺向独立学科发展创造了条件。

(二)护理发展的停滞期

1966年至1976年10月期间,护理事业和其他各行各业一样遭受挫折,全国几乎所有的护校被停办、解散,护理人才培养出现断层;医院规章制度被废除,取消医护分工,推出"医护一条龙",管理混乱;护理学会工作中止,专业发展受到严重干扰。但广大护理人员坚守岗位,积极参加医疗队,开展中西医结合疗法,为改善广大农村和社区群众的医疗保健工作做出了成绩。

(三)护理健康发展期

1976年10月以后,特别是在党的十一届三中全会以后,改革开放政策落地,经济的高速发展及人民健康需求的不断提高,更加促进了护理事业的蓬勃发展。从1983年开始参加南丁格尔奖评选活动,中国第一位获得南丁格尔奖的是王绣瑛女士。截至2009年,我国已有54名优秀护士获得南丁格尔奖章,迎来了建设我国现代护理发展的新时代。

1.护理管理日趋成熟

(1)建立健全了护理指挥系统:国家卫生部于1979年先后颁发了《加强护理工作的意见》和《关于加强护理教育工作的意见》,从宏观上强化了对护理专业的管理,加速了现代护理学的发展进程。1982年卫生部医政司成立城市护理处;各医院重建护理部;进一步建立、健全护理规章制度及护理质量标准。

(2)建立了晋升考核制度:1979年国务院批准卫生部颁发了《卫生技术人员职称及晋升条例(试行)》,明确规定了护理专业人员的技术职称,并规定了护士晋升考核的具体内容和方法,使护理专业具备了完善的护士晋升考核制定。这一重大举措,对提高护士的社会地位,改变护士的知识结构,构建具有我国特色的现代护理专业,有极其重大的意义。

(3)加强护理立法:为保障护士权益,使护理管理工作走上法制化的轨道,实施了护士执业考试和执业注册制度。1993年3月26日卫生部颁发了我国第一个关于护士执业和注册的部长令和《中华人民共和国护士管理办法》,1995年6月全国举行首届护士执业考试,凡在我国从事护士工作的人员,必须通过考试合格获执业证书方可申请注册。国务院2008年公布实施的《护士条例》,有效保障了护士的合法权益,严格规范了护士的执业行为,强化了医疗卫生机构的职责,建立了护士执业准入制度,首次从立法层面维护护士的合法权益,明确护士义务,规范护理行为,是促进护理事业发展的重要举措。

2.护理教育体制逐步健全

1984 年 1 月,教育部、卫生部联合召开了全国高等护理专业教育座谈会,提出积极开展多层次、多规格的护理教育要求;1985 年批准北京医科大学等 11 所医科大学设置护理本科专业,学制 5 年,毕业生授予学士学位。同时,中等护理教育也得到加强,狠抓人才培养,充实扩大护理队伍。大专护理、护理继续教育应运而生,形成了中专、大专、本科、研究生、博士生 5 个层次的护理教育体系,并且还注意开展成人学历教育和继续护理学教育。1997 年,中华护理学会在无锡召开继续护理学教育座谈会,制定了相应的法规,从而保证了继续护理学教育走向制度化、规范化、标准化,护理教育模式的转变带来护士知识结构的改善,培养了一批知识品位较高的学科带头人,促进了护理人才的培养,推动了护理学科的发展。

3.临床实践不断深化

现代医学模式和新的健康观念对护理理念产生了深刻影响,丰富了护理工作内涵。树立以病人为中心的整体护理理念,以保障病人安全和诊疗效果为目标,满足病人身心健康需求,提供优质护理服务已成为我国临床护理工作发展的方向。随着医学科学的进步和高新技术在诊疗工作中的运用,临床护理专业技术水平显著提高,护理在急危重症、疑难症病人的救治方面发挥着重要作用。为满足人民群众的健康需求,护理服务不断向家庭、社区延伸,家庭护理、临终关怀、老年护理、日间病房等多样化的社区护理服务有所发展。护理理念的重要变化带来护理功能的拓展,身心结合的整体护理、责任制护理在逐步展开,应用护理程序的方法主动为病人提供护理服务,进行以人为中心的整体护理,护理工作的内容和范围不断扩展,护理人员的专业水平日益提高,器官移植、显微外科、大面积烧伤、重症监护、介入疗法、基因治疗等专科护理,中西医结合护理、家庭护理、社区护理等迅猛发展,呈现出一派生机和活力。

4.护理研究逐渐深入

1977 年 9 月,《护理杂志》复刊,1981 年更名为《中华护理杂志》,同年 4 月,该杂志与国外护理期刊交流。其他如《护士进修杂志》《实用护理杂志》等几十种护理期刊相继创刊,护理教材、护理专著和科普读物越来越多。1993 年,中华护理学会第 21 届理事会在北京召开首届护理科技进步奖颁奖及成果报告会,并宣布"护理科技进步奖美德标准"及每 2 年评奖一次的决定。护理研究走上一个更高的台阶。1985 年,中国护理中心建成,进一步取得了 WHO 对我国护理学科发展的支持,对我国现代护理学的研究和发展起到了推动作用。

5.学术交流日益繁荣

中华护理学会和各地护理学会成立了学术委员会和各护理专科委员会,以促进学术交流。护理学会在为推动我国现代护理学的发展,加速人才培养,开展国际间护理学术交流等方面做出了新的贡献。1980 年以后,随着改革开放的不断深入,国际学术交流日益增多,中华护理学会及各地护理学会多次举办国际学术会议、研讨会等,并与多个国家开展互访交流和互派讲学,提供相互学习、交流、了解和提高的机会。

回顾护理发展史,我们认识到护理是人类的一项崇高事业,激励我们奋发进取,做有追求、有学问、有创造精神的跨世纪的护理事业接班人,为现代护理学的发展做贡献。

第三节　护理学的发展趋势和展望

一、国际护理发展趋势和展望

世界经济、社会的全球化发展，以及知识的更新、观念的变化，正以前所未有的速度和程度影响着人类生活的各个方面，与人类健康密切相关的护理业也受到巨大的影响。护理学科与其他学科一样，无论是形式还是内容都发生了深刻的变化，其理论研究和护理实践的复杂性增加。在一些具有战略发展眼光的先进国家中，随着护理教育水平不断提高，护理研究深入、广泛地开展，不仅其理论研究取得了丰硕成果，而且临床运用也受到了普遍认同，护理知识体系得到不断地完善和扩展，促使护理专业迅速发展。

（一）护理学科专业化发展水平明显提高

20 世纪后期，世界护理进入了一个加速专业化的发展阶段，其鲜明的标志是许多国家兴起了高级护理实践活动。随着诊疗技术的不断发展和医学分科的日益细化、公众健康及临床保健的迅速发展，必然需要在某一专科领域具备较高水平和专长、能独立解决专科护理工作中疑难问题的专科护士；需要专门从事社区护理及预防保健服务的社区护士和公共卫生护士；需要经过专门训练的、接受了某一护理实践领域的高等教育、并且有了一定的临床经验的、能够独立地或与他人合作进行工作的职业护士。如美国护理专业化的快速发展对改进医疗服务质量、缩短住院日、降低住院费用、减少并发症发挥了积极作用，并对其他国家培养和设立专科护士、临床护理专家产生了极大的影响。这一世界性的崭新护理实践推动了护理学科的知识和技术向更加先进、复杂、综合化发展，并在一定程度上与传统的医疗技术融合，护理专业的理论体系和实践性质更加独立，社会公众清晰地看到并承认护理学科在人类健康维持和增进中的巨大功能和经济价值。

（二）护理教育层次高、护理课程设置科学

许多发达国家护理教育起点高、体系完善、方式灵活，护理课程设置科学、合理，适应了现代社会发展的要求，体现了全新的护理教育理念。而高级临床护理实践活动对护理人员的教育准备、专业化程度和终生持续学习提出了更高要求，推动了护理研究生教育由培养护理教师、护理管理者为主转向培养临床专科护士为主。通过提供给学生现代护理知识、护理最新进展，以提高护士工作能力，并以此提高护理水平和质量，培养专科护理人员。硕士学位的学习以加强训练护理人员教育和行政管理技巧及专业临床实践技能为重点，培养护理教育、护理管理、护理科研、临床护理的高级护理人员。而博士学位的学习又分为两个不同方向，一为护理学博士方向，强调护理理论的实际应用研究及临床研究，旨在加强临床与科研的关系，以护理科研引导护理实践；另一为哲学博士方向，侧重于护理科研与理论的研究。

（三）护理人员角色多元化发展趋势

1.卫生保健的重要力量

护理的职能从单纯的护理病人延伸到预防疾病、维持健康等更广阔的领域，这既是时代的挑战，也是护理专业本身发展的要求。当前世界医疗卫生事业发展的趋势，已由以医疗为主转变为更加重视预防和保健工作。世界银行在 1993 年的世界发展状况报告中指出"大部分初级卫生保健工作应该由护士和助产士承担，在未来的一段时间里，这种趋势将逐渐扩大……"护理工作在医疗保健方面日益显示其特有的作用。护士已经开始走出医院，面向社会,关注每个人和每个人群的健康状况,围绕健康的生理、心理、社会三方面开展工作,为社区老人、妇女、儿童、慢性病病人等重点人群提供诸如中老年人保健、妇幼保健、青少年保健、慢性病护理、职业病防治、疾病普查、心理咨询等健康保健服务,并开放家庭病床、满足院外病人的基本治疗和护理需求;护理人员还要与医生、社区公共人员、社会性工作者共同合作,开展社会卫生服务。

2.健康教育的主要力量

近几十年来,健康教育越来越受到重视,被认为是卫生保健不可缺少的一个方面。许多发达国家都把健康教育作为护士的一项基本职业要求。美国要求注册护士把为病人提供必要的医疗知识、指导其促进康复作为主要工作任务之一;英国把培养护士健康教育技能作为继续教育的主要内容;日本更重视把病人对保健服务的满意率作为评价护理质量的标准。随着护理服务领域不断地拓展和延伸,护士在健康教育中将发挥更重要的作用。

3.为危重病人提供高质量、高技术的护理

随着现代化科学技术应用于医学和护理,促使医学及护理学向微细、快速、精细和高效能发展,促进临床护理向现代化方向发展。护理岗位的知识技术含量大大增加,如各种电子监护仪的使用、ICU 的发展,使临床病情观察和危重病人的监护技术向微细、精确的方向发展,从而使护理工作能及时、准确地为疾病的诊断、治疗提供依据。为危重病人提供高质量、高技术护理仍是护士的重要任务。

(四)重视人文科学在护理实践中的应用

护理实践中体现出现代护士人文观和人文精神,发达国家的护士高度文明与敬业的精神,体现在她们对工作极端负责,尊重人的价值和尊严,尊重病人的权利,言语行为中浸透着对病人的爱及诚实的品格,能真正运用护理程序的工作方法去思考问题和解决问题。她们不但考虑病人生理、病理方面的变化,更注重病人心理、精神、情感的变化,为人的生、老、病、死全过程构筑连续性的无缝隙护理服务,诠释了护理专业"以人为中心"的关怀、照顾的核心内涵。

二、中国护理发展趋势和展望

随着我国经济发展,人民生活水平的显著提高,广大民众对生活的质量、健康的水平有了更高的要求,对医疗卫生服务的需要也随之增加,服务对象需求的变化必然对医疗护理工作产生重要影响。护理工作作为卫生事业的重要组成部分,对于促进经济社会发展、维护和提高人民群众健康水平等方面必然要与时俱进,专业不断地发展和提高,才能发挥其重要的作用。

(一)护士队伍发展壮大,护理人力资源结构不断优化

(1)我国护士队伍数量迅速增加根据卫生部 2009 年医疗质量万里行活动对全国 28 个省(区、市)280 所医院的调查,医院普通病房床护比平均为 1∶0.41,其中省、部级医院普通病房平均床护比为 1∶0.44。临床护士人力紧缺的状况正在逐步缓解。

(2)护士队伍整体素质和技术水平逐步提高:根据注册护士信息库数据,大专以上学历层次的护士达到 51%。此外,各地近几年普遍加强了护士的"三基三严"训练,同时通过对ICU、急诊急救等专业护士的规范培训,促进护士的专业化发展,提高了护士的技术水平。

(3)合同制护士的待遇正在逐步改善:《护士条例》颁布实施后,部分省、自治区、直辖市在保障合同制护士权益、稳定护士队伍方面提出了明确的管理措施。根据卫生部 2009 年医

疗质量万里行活动的检查,大部分省部级地区已经实现了合同制护士与在编护士同工同酬,对护士队伍的稳定发展起到了良好的作用。

(二)建立专业实践标准,提高护理实践水平

护理是一门应用型学科,提高护理实践水平是提高护理质量的一个重要环节,实现我国医疗改革目标的重要措施,是持续改进医疗质量、构建和谐医患关系的客观要求,是护理专业和护理行业发展的迫切需要。而以护理学科理论知识为基础,以综合护理实践经验而形成的专业实践标准具有技术性、规定性和可操作性,是护士工作的基本要求。因此,制定国家护理实践标准,按标准实施,依标准管理,是规范护士工作行为、提高护理质量的一个重要环节。国务院2008年公布实施的《护士条例》,有效保障了护士的合法权益,严格规范了护士的执业行为,强化了医疗卫生机构的职责,建立了护士执业准入制度,首次从立法层面维护护士的合法权益,明确护士义务,规范护理行为,是促进护理事业发展的重要举措。

(三)强化科学管理,加速护理专业化进程

1.根据需要设立发展专业化护士角色

随着中国医疗技术的发展、人口老龄化、人们对医疗保健服务需求的提高、科学技术的发展,越来越多的新理论、新知识、新技术运用到了护理领域,中国护理必然走向专业化。根据社会、临床需要设立和发展专业化护士,统一了对"专业化护士""专科护士""护理专家""临床护理专家"等概念内涵的认识,如设立颇具专业化特色的糖尿病护士、WOC护士、静脉管理护士,在改善医疗护理质量、提升护理专业水平、降低医疗护理缺陷和医疗纠纷、促进医患和谐、提高病人满意程度等方面必然将发挥积极的作用。

2.强化护理专业内部的管理和领导力

护理管理的科学化程度越来越高,护理的标准化管理将逐步取代经验管理。这就要求现代护理管理者应具有更高的文化层次和能力,主要的能力要求有组织能力、决策能力、判断能力、分析能力、指挥能力、协调能力、创新能力等。要求护理管理人员的知识结构应是"T"型,这种"T"型模式包括纵向知识结构与横向知识结构。纵向知识结构,指的是管理学知识,如护理管理学、行为科学、电子计算机理论、系统论、信息论等;横向知识结构,指的是管理所涉及的有关知识,如医学、社会科学、政治经济学、卫生经济学、心理学、伦理学等。

发挥护理专业协(学)会在规范专业化护士的培训与教育、能力评估、资格认证、实践合法化方面发挥管理和领导作用,统一了对"专业化护士""专科护士""护理专家""临床护理专家"等概念内涵的认识。

(四)积极发展护理教育,完善我国护理教育体系

1.提高护理教育层次,完善我国护理教育体系

时代要求护理人员无论在知识上、技术上还是个人修养上都具有更高的素质,具有高学历、多学科知识和较强技能的护士,才能够适应时代的发展。为了适应时代发展对人才的需求,我国高等护理教育发展很快,护理学士学位教育起步多年,尤其近二十年来本科和研究生教育的比重不断加大,但仍难以满足人民群众健康的需求。我国的护理教育应根据我国实际情况,以大力发展高等职业教育为主,加快发展护理本科教育及研究生教育,使之形成科学合理的护理教育体系。

2.改革护理教育课程设置

我国护理教育尚处于从医疗专业模式向护理专业模式的转化过程中,构建适应现代护

理模式的护理教育课程体系,是我国护理教育改革的重要方面。我国护理课程尚存在着缺乏护理学科特点,各课程间内容重复交叉、繁琐陈旧等问题,借鉴国外护理教育经验,我们迫切需要将以疾病护理为重点转向以健康促进、疾病预防及疾病护理为中心的护理教育轨道上来,增加实践课程比重,注重培养学生评判性思维,使护理教育课程真正为教育目标服务,真正为临床护理实践服务。

(五)加强临床护理工作的管理,深化"优质护理服务示范工程"工作

以加强基础护理为切入点,通过分工方式、排班模式、绩效管理、护理管理的变革,达到提供满意护理服务、减少病人自聘护工数量、加强病房管理、保证医疗安全的目标。践行全心全意为人民健康服务的宗旨,落实医改各项重点工作任务,改善医院服务质量、惠及广大病人,将时间还给护士,将护士还给病人,真正做到"病人满意、社会满意、政府满意"。

1.病人满意

临床护理工作直接服务于病人,通过护士为病人提供主动、优质的护理服务,强化基础护理,使病人感受到护理服务的改善,感受到广大护士以爱心、细心、耐心和责任心服务于病人的职业文化,感受到护理行业良好的职业道德素养和高质量的护理服务。

2.社会满意

通过加强临床护理工作,夯实基础护理服务,在全社会树立医疗卫生行业全心全意为人民服务的良好形象,弘扬救死扶伤的人道主义精神,促进医患关系更加和谐。

3.政府满意

深化医药卫生体制改革是党中央、国务院的重要战略部署,是惠及广大人民群众的民生工程,通过提高人民群众对护理服务的满意度,实现医药卫生体制改革惠民、利民的总体目标。

(六)促进护理研究,构建中国护理特色

护理研究的广泛开展将促进护理理论的不断完善,进一步指导护理实践,是保证知识更新和发展的手段,是提高公众健康水平的一个不可缺少的研究领域,其研究内容涉及行为健康、症状控制、病人及家属对疾病治疗及预防的认识等各个方面。但是,仍有许多因素限制着我国护理科研的快速发展。例如:虽然护理专业的硕士学位比较普遍,但博士水平专业人才的培养远不能满足需要;对辅导新手提高护理研究的技巧和能力方面重视不够等。我国护理人员的科研素质和意识都有所提高,然而许多护理理论多来自于西方国家,随着我国护理教育的提高和护理实践的发展,怎样结合我国传统的中医护理特点,借鉴其他学科理论知识的基础上探索新的知识,丰富和发展适合我国国情的护理学科知识体系,形成具有中国特色的护理理论和技术方法,为全人类的健康事业做出重要贡献将成为我国护理界的一个重要的课题和研究方向。

第二章　护理学基础

第一节　护理学的基本概念、任务和目标

一、护理学的基本概念

（一）护理

护理的概念是随着护理科学的不断进步而发展的。nurse 这一概念来源于拉丁语,原为养育、保护、照料等意。1859 年护理学的创始人南丁格尔提出"护理是使患者置于能接受自然影响的最佳环境"。1943 年美国学者奥利维亚(Olivia S)提出"护理是一种艺术和科学的结合,包括照顾患者的一切,增进其智力、精神和身体的健康"。20 世纪初,由于医学科学的进步,护理主要表现为从属于医疗,执行医嘱是护理工作的主要内容。

1966 年美国护理学家韩德森提出"护理是帮助健康人或患者进行保持健康或恢复健康(或在临死前得到安宁)的活动,直到患者或健康人能独立照顾自己"。1970 年美国护理学家罗杰斯提出"护理是帮助人们达到最佳的健康潜能状态,护理所关心的是人——无论健康或生病、贫穷或富有、年轻或年老。只要是有人的地方,就有护理服务"。以上各项护理定义各有侧重点,也各有一定局限性,可见,护理的含义是与历史发展、科学技术的发展相联系的。

（二）护理学

目前护理学概念尚无公认的标准定义。随着改革开放我国护理学有了很大进展,对护理学的认识逐步提高。1981 年我国著名学者周培源说:"护理学是一门独立的学科,与医疗有密切的联系,它们相辅相成,相得益彰。"护理专家林菊英说:"护理学是一门新兴的独立学科,护理理论逐渐自成体系,有其独立的学说和理论,有明确的为人民服务的职责。"

究竟怎样定义护理学呢? 一门学科的定义,首先应该确定这门学科的研究对象和内容,明确这门学科的性质。从这个角度出发,许多护理学学者提出不同的定义,但都认为护理学是一门独立的学科。1973 年国际护士会提出"护理学是帮助健康的人或患病的人保持或恢复健康(或平静地死去)"。1980 年美国护士会提出"护理学是诊断和处理人类对存在的或潜在的健康问题的反应"。最近又有学者认为"护理学是研究维护人类身心健康的护理理论、知识、技能及发展规律的应用性学科。它以自然科学和社会科学为基础,是医学科学中的一门独立学科"。这个定义明确了护理学与医学的关系,即护理学是医学科学中的一门独立学科。护理学的研究目标是人类健康,不仅是患者,也包括健康人;研究内容是维护人类健康的护理理论、知识及技能,包括促进正常人的健康、减轻患者痛苦、恢复健康、保护危重者生命及慰藉垂危患者的护理理论、知识及技能;也包括研究如何诊断和处理人类对现存的和潜在的健康问题的反应。在卫生保健事业中,与临床医学、预防医学起着同等重要的作用。

二、护理学的任务和目标

随着社会的发展和人类生活水平的提高,护理学的任务和目标已发生了深刻的变化。1965 年 6 月修订的《护士伦理国际法》中规定:护士的权利与义务是保护生命,减轻痛苦,促进健康;护士的唯一任务是帮助患者恢复健康,帮助健康人提高健康水平。会议明确规定了护理学的任务。

（一）护理学的任务

1.建立有助于康复的物质和精神环境。

2.着重用教、授和示范的方法预防疾病。

3.为个人、家庭和居民提供保健服务。

WHO 专家委员会提出护理是全面完整的健康照顾,对健康和疾病五个阶段均应提供服务:

（1）健康维护阶段帮助人们取得并维持最佳程度的健康状态。

（2）危险渐增阶段在未感染疾病阶段,协助人们维护健康、预防疾病。

（3）早期检测阶段在人们发病的初期,能立即发现问题,凭借早期诊断和治疗以防止病情的发展。

（4）临床治疗阶段帮助那些被急病或重病缠身的人解除病痛,或在面对死亡时,给予安慰和支持。

（5）康复阶段帮助人们解除因疾病所带来的虚弱无力感,或帮助他们发挥体内最大的潜能,逐步恢复健康。

（二）护理学的目标

联合国主管卫生工作的专门机构——世界卫生组织（WHO）1977 年提出了一个战略目标:"2000 年人人享有卫生保健"。WHO 在 1978 年提出发展初级卫生保健（primary health care,PHC）是实现这一目标的关键。马勒博士（Mahler H）在 1985 年更明确指出,实施初级保健,护士是最合适的人选。

所谓"人人享有卫生保健"是指所有国家、所有人都应达到能过有效生活的种种卫生和健康水平,这是任何国家、任何人都应达到的基本标准。为达到这一目标所采取的措施——实现初级卫生保健包括以下 8 方面的工作:

1.开展对当前主要健康问题及其预防和控制方法的教育。

2.改善食品供应并合理应用。

3.充分提供安全用水和基本卫生设备。

4.提供妇幼保健计划和计划生育。

5.主要传染病的免疫接种。

6.预防和控制地方流行病。

7.妥善治疗常见疾病和损伤。

8.提供主要的药物。

以上这些目标和措施可根据本国情况提出不同要求。为实现 WHO 提出的"2000 年人人享有卫生保健"的目标,护理学总的目标,就是致力于保护全人类的健康。

第二节 护理学的范畴与内容

护理学的范畴与内容是随着护理实践的不断深入而不断发展的。

一、护理学的范畴

（一）明确护理学的研究对象、任务、目标

护理学的研究对象、任务、目标是护理学科建设的基础,是每个护理人员必须首先明确的。同其他事物一样,它们也是随着护理学科的发展而不断变化发展的。同时,由于它们是在一定历史条件下的护理实践基础上形成的,所以,具有相对的稳定性。

（二）建立和发展护理学理论体系

护理学的理论是在一定历史条件下建立和发展起来的,当在实践中发现旧理论无法解释的新问题、新现象时,就会建立新理论或发展原有的理论。从南丁格尔建立护理理论到现代为适应生物—心理—社会医学模式而产生的新护理模式学说,无一不说明,随着护理实践新领域的开辟,将会建立和发展更多的护理理论,使护理理论体系日益丰富和完善。

（三）研究护理学与社会发展的关系

研究护理学与社会发展的关系就是研究护理学在社会中的作用、地位、价值,研究社会对护理学的影响及社会发展对护理学的要求等。如疾病谱和死亡谱的变化,使健康教育在护理工作中广泛开展;信息高速公路的建成使电脑在护理工作中的使用率增高,也使护理专业向着网络化、信息化迈出了坚实的步伐;老年社会的到来使老年护理学得到了发展,也使老年护理院成为社区健康保健的重要机构。

（四）形成护理分支学科及交叉学科

在科学向着高度分化和综合发展的新形势下,护理学与哲学、伦理学、心理学、美学、教育学、管理学等多学科相互渗透,在理论上相互促进,在方法上相互启迪,在技术上相互借用,同时护理学自身也在不断丰富、深化,从而形成了护理伦理学、护理心理学、护理美学、护理教育学、护理管理学等一批交叉学科,以及急救护理学、骨科护理学、老年护理学等一批分支学科,大大推动了护理学科体系的构建和完善。

（五）深化护理科学研究,提高护理人员自身素质

随着科学的发展和社会的进步,人类对自身的认识也逐步深化,使得以人为研究对象的学科得到迅速发展。护理学就是其中之一。护理学科的发展对从事学科研究人员的自身素质提出了更高的要求。因此,如何造就和培养高级护理人才就成为提高护理学科水平所必须研究的课题。

二、护理工作的内容

护理工作的范围很广,根据护理工作的内容可将其分为临床护理、社区保健、护理教育、护理管理和护理科研。

（一）临床护理

临床护理的对象是患者。临床护理以护理学及相关学科理论、知识、技能为基础,指导临床护理实践,其内容包括基础护理、专科护理、诊疗护理技术等。

1.基础护理

基础护理是各专科护理的基础,是指为满足患者生理、心理、社会等各方面的需求和疾病治疗与康复需要的护理。其内容为生活照顾——保持患者整洁、安全和舒适、心理护理、饮食护理、观察病情、健康教育、预防医院感染、临终关怀及医疗文件的记录书写等。

2.专科护理

专科护理是以各医疗专科理论、知识、技能为基础进行身心整体护理,主要包括各专科护理常规、护理技术,如手术及特殊检查的术前、术中及术后护理,各类疾病的护理与抢救,心、肾、肺、脑功能的监护及脏器移植等的护理。

3.诊疗护理技术

诊疗护理技术包括基础护理技术操作,如注射、服药、输血、导尿、灌肠、消毒灭菌等;专

科护理技术操作,如呼吸机的使用、各种引流管的护理、石膏和夹板的护理、心电图的分析判断、心脏除颤术、腹膜透析等。

（二）社区保健

社区保健的对象是一定范围的居民和社会团体。以临床护理的知识和技能为基础,结合社区的特点,深入到社会、家庭、学校、工厂、机关,开展疾病预防、妇幼保健、家庭护理、健康教育、健康咨询、预防接种及防疫灭菌等工作。

（三）护理教育

护理教育旨在贯彻教育方针、卫生工作方针,培养德、智、体、美全面发展的护理人才。一般分为基础护理学教育、毕业后护理学教育和继续护理学教育。在我国,基础护理学教育分为中专教育、大专教育、本科教育,毕业后护理学教育包含岗位培训教育及研究生教育（硕士、博士教育）。继续护理学教育是一类向已完成毕业后护理教育、并正在从事实际工作的护理人员提供的以学习新理论、新知识、新技术和新方法为目标的终身性的在职教育。

（四）护理管理

护理管理是运用管理学的理论和方法,对护理工作人员、技术、设备、信息、财务等要素进行计划、组织、指挥、协调和控制等的系统管理,以确保护理工作场所能提供正确、及时、安全、有效、完善的护理服务。

（五）护理科研

护理科研是推动护理学学科发展,促进护理理论、知识、技能更新的有效措施。

护理科研的研究内容包括促进正常人健康、减轻患者痛苦、保护危重者生命的护理理论、方法、技术与设备。护理学的研究方法有观察法、科学实验法、调查法、经验总结和理论分析法。

以上五个方面相辅相成,形成了本学科的工作内容。随着科学技术的发展和人民生活水平的提高,护理工作的内容逐渐扩大,对护士的护理理论、知识及技能、素质修养提出了更高的要求。

第三节 护士的基本素质

护理科学与技术的发展,关键在于护理人才素质的提高。人才的素质越高,护理科学与技术发展的速度就越快,而科学与技术的发展又能进一步促进护理人才素质的提高,两者相辅相成,相互促进。

一、提高护士素质的重要性

（一）有利于促进护理学学科的发展

随着科学的发展,护理学在护理理论、护理体制、护理范畴、护理技术和护理手段上都得到了一定程度的发展和进步,但与其他许多学科相比,护理学学科还是一门正处于发展阶段的年轻学科,还有许多新领域有待开拓,需要更多的理论和实践来促进它的发展,以形成现代护理学的独立体系。在发展该学科的过程中,如何突出本专业的特点,吸取其他学科的精华为我所用,是一种创造,需要具备优良素质的护理人员运用知识、智慧、才能、毅力去探讨、去研究、去不断实践和完善。

（二）有利于提高护理质量

护理质量的高低与护士素质的优劣有密切关系。护理质量是护士素质的反映,护士素质又是提高护理质量的动力。因此,要提高护理质量必须提高护士素质,只有护士素质提高了,才会有护理质量的提高;反之,护士素质降低,护理质量也必然会下降。1949年后,通过王爵瑛、林菊英、黎秀芳等一批热爱祖国、热爱共产党、热爱护理事业的具有较高文化素质、外语水平、精湛的护理技术、较强的护理管理能力的护理专家的努力,我国护理事业得到了迅速的恢复和发展,保障了我国护理质量的逐步提高。

（三）有利于护理人才的成长

人才是社会性、创造性、进步性的统一体。人才的成长需要一定的条件。护理学科正处于蓬勃发展的阶段,急需有优良素质的护士作为高等教育的教授、临床护理的专家、护理科学研究人员、护理管理的领导者;急需成千上万具有爱心和优良素质的护士工作在监护室、病房及社区保健单位。护士群体是护士成才的社会基础。护士群体的素质优化,可以为护士成才创造良好的社会环境。

（四）有利于医院的全面建设

人才是医院全面建设的主要因素之一。在医院,护理人员占医、护、技术员总数的$1/2$,由护理人员参加的工作部门约占医院工作部门的$3/4$,因此,护士素质的高低,护理工作的好坏直接关系到医院的全面建设。

二、护士素质的基本内容

（一）政治思想素质

热爱祖国,热爱护理事业,勇于创新进取,以饱满的政治热情投身于祖国的现代化建设。具有高尚的道德情操,正确的人生观、价值观,有自爱、自尊、自强、自制的思想品质。具有正视现实,面向未来的目光,对自己和事业持乐观态度,坚信护理事业是人类崇高的事业,热爱患者,忠于职守,全心全意为人民服务,战胜各种困难,为护理事业的发展做出自己的贡献。

（二）文化科学素质

为适应医学模式的转变和护理学科的发展,现代护士应具备高中以上文化知识水平,具备自然科学、社会科学、人文科学等多学科知识,需要掌握一门外语及现代科学发展的新理论、新技术,如电子计算机的应用等。

（三）业务素质

是否具有合理的知识结构及比较系统完整的基础护理和专科护理的理论、知识及技能是衡量护士业务素质的标准。掌握基础医学、临床医学基本理论知识是

做好护理工作的基础。具有预防医学、营养学、妇幼保健、优生优育、老年医学、康复医学基础知识是发展护理学科的需要。具有护理科研的基本知识、逻辑思维分析能力、论证能力,掌握开展护理科研的基本方法,对护理学科的发展至关重要。掌握规范、准确、熟练、适应性强的护理技术操作,在紧急多变又艰苦困难的情况下,能机智灵活地应用准确的技能完成复杂的护理操作。

（四）心理素质

护士应心胸开阔,有坦诚豁达的气度,严于律己,奋发图强。有高度的责任感和正义感,保持愉快乐观的心情。有高度的自觉性,较强的适应能力,良好的忍耐力及自我控制力,善于应变,灵活敏捷。有强烈的进取心,不断求取知识,丰富和完善自己。

（五）体态素质

护士必须具有健美的身体，仪表文雅大方，举止端庄稳重，衣着整洁美观，待人热情真诚、彬彬有礼，精力充沛、朝气蓬勃。护士作风必须紧张明快、秩序井然、有条不紊、有始有终，保证各项工作能按计划要求，一丝不苟地及时完成。

三、护士素质的形成、发展和提高

（一）推行素质教育对护士素质的形成起重要作用

素质既有先天禀赋，又需要在后天教育的影响下形成和发展。在录取护士入学时，应设有面试，选拔一批适合当护士的学生入学，入学后要有计划地进行素质教育。

（二）护士素质的教育应贯穿于护士教育的各门课程中

在政治教育、思想教育、专业教育中均应重视护士素质的养成。在护理学基础上应重点讲解护士素质的理论、知识，并训练护士素质的养成。在日常生活管理中重视点滴教育，养成良好的护士素质，培养她们成为德、智、体、美全面发展的合格人才。

（三）护士素质的提高强调自我修养、自我完善

每个护士都须明确护士必备素质的内容、目标、要求，并在实践中积极学习，主动锻炼，经常对照检查，找出差距和薄弱环节，在实际工作中不断加以提高和完善努力使自己成为一个素质优良的护士。

第三章 内科常见疾病的护理

第一节 急性上呼吸道感染与急性气管—支气管炎患者的护理

一、概述

急性呼吸道感染包括急性上呼吸道感染和急性气管—支气管炎。急性上呼吸道感染是指鼻、咽、喉部位急性炎症的总称,一般病情较轻,病程较短,预后良好,发病率较高,有一定的传染性。全年皆可发病,冬春季较多。急性气管—支气管炎是由于感染或非感染因素(如物理、化学刺激)引起的气管、支气管黏膜的急性炎症。

(一)急性上呼吸道感染病因病机

70％～80％的急性上呼吸道感染由病毒感染引起,主要有流感病毒、副流感病毒、呼吸道合胞病毒、腺病毒等。细菌感染可伴或继病毒感染之后发生,常见有溶血性链球菌、流感嗜血杆菌、肺炎球菌等。当人体免疫力降低时,容易发病。又由于病毒类型较多,病毒容易发生变异,且没有交叉免疫,人体感染后产生的免疫力短暂且弱,容易反复发生感染。少数患者年老体弱,或原本有某种疾病的患者,免疫能力低下者,容易发生革兰阴性杆菌感染。

(二)急性气管-支气管炎病因病机

1.感染 是本病最常见的病因。可由病毒、细菌直接感染引起,也可由上呼吸道感染的病毒或细菌向下蔓延引起,也可在病毒感染的基础上继发细菌感染。常见的病毒为冠状病毒、腺病毒、流感病毒、副流感病毒、呼吸道合胞病毒等。常见细菌为流感嗜血杆菌、肺炎球菌、葡萄球菌等。

2.物理、化学性刺激 如冷空气、粉尘、刺激性气体或烟雾吸入,使气管-支气管受到急性刺激和损伤,导致发病。

3.过敏反应 吸入花粉、真菌孢子等过敏源,或对细菌蛋白质过敏,均可引起气管-支气管炎症。

二、护理评估

(一)健康史

1.急性上呼吸道感染 询问患者是否有受凉、淋雨等病史,询问患者是否有流鼻涕、打喷嚏、咽痛、头痛、发热等症状,询问是否服过药物,效果如何。

2.急性气管-支气管炎 询问患者是否有急性上呼吸道感染等病史,是否有咳嗽、咳痰、发热等症状,询问是否诊断治疗过,效果如何。

(二)身体状况

1.急性上呼吸道感染 根据病因和病变范围的不同,临床表现可有不同的类型。

(1)普通感冒:俗称"伤风",以鼻咽部卡他症状为主要表现。起病较急,潜伏期1～3天不等,随病毒而异。主要表现为喷嚏、鼻塞、流清水样鼻涕,也可表现为咳嗽、咽干、咽痒或灼热感。发病同时或数小时后可有喷嚏、鼻塞、流清水样鼻涕等症状。2～3天后鼻涕变稠,常伴咽痛、流泪、味觉减退、声音嘶哑、少量咳嗽等症状。一般无发热及全身症状,或仅有低热、轻度畏寒、头痛。体检可见鼻腔黏膜充血、水肿、有分泌物,咽部轻度充血。本病有一定的自限性,如无并发症,5～7 天可痊愈。

(2)病毒性咽炎或喉炎

①急性病毒性咽炎:多由鼻病毒、腺病毒、流感病毒、副流感病毒以及呼吸道合胞病毒等引起。临床特征为咽部发痒或灼热感,咳嗽少见,咽痛不明显。当吞咽疼痛时,常提示有链球菌感染。流感病毒和腺病毒感染时可有发热和乏力。体检咽部明显充血水肿,颌下淋巴结肿大且触痛。

②急性病毒性喉炎:多由流感病毒、副流感病毒及腺病毒等引起。临床以声嘶、讲话困难、咽痛,常伴有发热、咳嗽。体检可见喉部水肿、充血,局部淋巴结轻度肿大和触痛。

(3)急性疱疹性咽峡炎:多由科萨奇病毒 A 引起,主要表现为明显咽痛和发热,病程约 1 周。多见于夏季,儿童多见,成年人偶见。体检可见咽充血,软腭、悬雍垂、咽和扁桃体表面有灰白色疱疹及浅表溃疡,周围有红晕,后期形成疱疹。

(4)急性咽结膜热:主要由科萨奇病毒、腺病毒引起。主要表现为发热、咽痛、流泪、畏光,多见于夏季,儿童多见,体检可见咽部充血明显,结合膜充血。病程多为 4～6 天,游泳者多见。

(5)急性咽-扁桃体炎:多由溶血性链球菌引起。常起病迅速,畏寒发热,体温可达 39℃以上,咽痛明显。体检可见咽部充血,扁桃体肿大,其上可见黄色点状渗出物,颌下淋巴结肿大、压痛。肺部无明显异常。

2.急性气管-支气管炎 常先有上呼吸道感染病史,随后出现咳嗽、咳痰。部分患者可出现全身症状,可有发热、头痛等,体温多在 38℃左右,多于 3～5 天降至正常。咳嗽咳痰常为阵发性,痰量逐渐增多,由黏液性转变为黏液脓性或脓性痰,咳嗽程度加剧。咳嗽咳痰可延续2～3周才消失。体检呼吸音可正常,也可闻及干湿啰音。

(三)辅助检查

1.血常规检查 病毒感染白细胞正常或偏低,淋巴细胞比例增多;细菌感染白细胞总数常增多,中性粒细胞增多。

2.X 线检查 胸部 X 线多正常。

3.病原学检查 细菌培养可判断细菌类型并做药物敏感试验以指导临床用药。因病毒类型繁多,且对治疗无明显帮助,一般无需明确病原学检查。

(四)心理-社会状况

评估患者对疾病的心理状态,评估家庭社会对其医疗支撑程度,是否带给患者任何心理负担。

三、治疗原则

1.针对病原治疗 病毒感染者,给予抗病毒治疗,如利巴韦林、奥斯他韦、金刚烷胺等;细菌感染者给予抗生素治疗,可给予大环类脂类、青霉素类、头孢菌素类、喹诺酮类药物。

2.对症治疗 咳嗽无痰且咳嗽较严重者,可给予镇咳药物右美沙芬、喷托维林(咳必清)等;咳嗽有痰者可给予止咳化痰药物,如盐酸氨溴索、溴己新(必嗽平)等,也可根据情况加用雾化吸入使痰液变稀薄,易于咳出;也应用中药止咳化痰药物。发热者,可用解热镇痛剂。咽痛者,可给予含片,如金嗓子喉宝、西瓜霜润喉片等。

四、护理诊断

1.舒适的改变:鼻塞、流涕、咽痛与病毒和(或)细菌感染有关。

2.清理呼吸道无效 与呼吸道感染、痰液黏稠有关。

3.体温过高　与感染有关。

4.潜在并发症　鼻窦炎、中耳炎、心肌炎、肾炎。

五、护理目标

能减轻不适感,能进行有效咳嗽,能不发生并发症。

六、护理措施

1.一般护理　病情较重或年老体弱者应卧床休息,忌烟、多饮水,室内保持空气流通。注意保暖,防止受凉。注意呼吸道隔离,嘱患者避免到人多的地方,必要时需戴口罩,患者咳嗽打喷嚏时应以纸巾捂住,避免传染给他人。多饮水,给予清淡易消化、营养丰富的食物,补充足够的热量。

2.病情观察　观察患者咽痛、流涕、流泪情况,观察患者咳嗽咳痰的性质、程度、痰量的改变,观察患者体温变化,观察血常规、X线胸片改变。注意是否有耳痛、心悸、尿液发生改变等症状。

3.对症护理　发热患者,应密切监测体温,并嘱多饮水,必要时给予物理降温措施,如湿敷、温水擦浴、酒精擦浴等,如体温过高,可给予解热镇痛剂降温。过敏患者,需远离过敏源。

4.药物护理　嘱患者听从医嘱进行服药,应按时按量服用,不可漏服或多服。使用解热镇痛药者,注意观察出汗情况,如出汗较多,需及时擦干并更换衣服。应用抗生素患者,注意观察皮肤黏膜有无皮疹等过敏现象,或其他过敏表现,嘱患者出现异常时,需及时就诊。

5.心理护理　急性呼吸道感染的患者,一般病情较轻,患者没有心理负担。但如发生并发症后,会出现心理负担。应给予安慰,并鼓励患者积极治疗和配合,早日康复。咳嗽较剧烈等症状较严重时,影响到患者的日常生活,会导致患者情绪烦躁等负面心理,应与患者及时沟通,并嘱按时服药,争取早日康复。

6.健康教育

(1)知识指导:向病人和家属介绍疾病发生发展基本过程以及可能带来的后果,介绍本病相关的防治知识,指导患者注意保暖防寒,疾病流行期间,避免到人群聚集的地方,必要时需戴口罩进行防护。

(2)生活指导:保持房间空气流通,温度湿度适宜。在身体允许的情况下,进行适当的体育锻炼,增强体质,提高机体免疫力。

七、护理评价

(1)患者能否遵医嘱服药。

(2)患者症状体征是否好转。

(3)有无并发症发生。

(4)能否坚持进行体育锻炼。

第二节　支气管哮喘患者的护理

支气管哮喘简称哮喘,是由嗜酸性粒细胞、肥大细胞、T淋巴细胞、中性粒细胞、气道上皮细胞等多种细胞和细胞组分参与的气道慢性炎症性疾病。临床主要表现为反复发作性的呼气性呼吸困难、喘息、胸闷及咳嗽等症状,常在夜间和(或)清晨发作、加剧,多数患者可自行缓解或治疗后缓解。我国的患病率为1‰～4‰,儿童患病率高于青壮年,约半数在12岁以前发病。成年男女患病率大致相同,老年人群的患病率有增高趋势。发作后若治疗不当,可产生气道不可逆性狭窄和气道重塑。

一、护理评估

(一)健康史

1.病因 哮喘的病因还不十分清楚,目前认为受遗传因素和环境因素的双重影响。约40%的哮喘患者有家族史,患者亲属患病率高于群体患病率,且亲缘关系越近患病率越高,患者病情越重,其亲属患病率也越高。男女患病比例大致相同。环境因素有:①吸入性变应原:如花粉、尘螨等。②感染:如细菌、病毒、寄生虫等。③食物:如鱼、虾、蟹等。④药物:如普萘洛尔、阿司匹林、磺胺类等。⑤其他:如气候改变、运动、妊娠等。

2.发病机制 哮喘的发病机制非常复杂,变态反应、气道炎症、气道反应性增高和神经等因素及其相互作用与哮喘的发生关系密切。免疫介导气道慢性炎症是哮喘发生的本质。炎症持续存在,使气道对各种刺激因子出现过强或过早的收缩反应,称气道高反应性,是哮喘的重要特征。气道高反应性常有家族倾向,受遗传因素影响。β肾上腺素受体功能低下和迷走神经张力增高等神经功能失调,亦为哮喘发病的重要环节。

3.评估要点 询问有无哮喘家族史和相关环境因素,哮喘发作是否与气候变化、情绪激动等有关。

(二)身体状况

1.症状 发作前常有先兆症状,如鼻及眼睑发痒、干咳、打喷嚏、流泪等。典型表现为发作性伴有哮鸣音的呼气性呼吸困难或发作性胸闷和咳嗽、干咳或咳少量痰、发绀等。哮喘可在数分钟内发作,经数小时至数天,可自行缓解或用支气管舒张药缓解。夜间和凌晨发作或加重是哮喘的特征之一。部分患者咳嗽为唯一症状(咳嗽变异性哮喘),有的患者哮喘发作是由某些药物引起(药物性哮喘),有些青少年哮喘发作症状表现为运动时出现胸闷和呼吸困难(运动性哮喘)。当呼吸道感染未控制、变应原未去除、痰栓阻塞细支气管、治疗不当、精神过度紧张、有并发症时,可出现哮喘重度发作,患者被迫采取坐位或呈端坐呼吸,明显发绀,大汗淋漓,呼吸频率>30/min,心率>120/min,收缩压下降和出现奇脉;危重发作者,出现嗜睡、意识模糊,而哮鸣音减弱或不出现。

2.体征 非发作期可无异常体征。发作时胸廓饱满,叩诊呈过清音,双肺闻及广泛哮鸣音,呼气时间明显延长,心率增快。

3.支气管哮喘的分期及病情评价 根据临床表现可分为急性发作期、慢性持续期和缓解期。

(1)急性发作期:是指气促、咳嗽、胸闷等症状突然发生,常有呼吸困难,以呼气流量降低为其特征,常因接触刺激物或治疗不当所致。哮喘急性发作时的严重程度分级见表1-1。

(2)慢性持续期:在哮喘非急性发作期,患者仍有不同程度的哮喘症状。根据临床表现和肺功能可将慢性持续期的病情程度分为4级(见表1-2)。

(3)缓解期:是指经过或未经治疗,症状、体征消失,肺功能恢复到急性发作前水平,并持续4周以上。

4.并发症 哮喘发作时可并发气胸、纵隔气肿、肺不张等,长期反复发作和感染者可并发慢性支气管炎、肺气肿、支气管扩张、间质性肺炎、肺纤维化和慢性肺源性心脏病。

表 1-1　哮喘急性发作时病情严重度的分级

病情程度	临床表现	血气分析	血氧饱和度	支气管舒张剂
轻度	对日常生活影响不大,可平卧,说话连续成句,步行、上楼时有气短。呼吸频率轻度增加,呼吸末期散在哮鸣音。脉率<100/min。可有焦虑	PaO_2 正常 $PaCO_2<45mmHg$	>95%	能被控制
中度	日常生活受限,稍事活动便有喘息,喜坐位,讲话常有中断。呼吸频率增加,哮鸣音响亮而弥漫。脉率100～120/min,有焦虑和烦躁	$PaO_2 60～80mmHg$ $PaCO_2≤45mmHg$	91%～95%	仅有部分缓解
重度	日常生活受限,喘息持续发作,只能单字讲话,端坐呼吸,大汗淋漓。呼吸频率>30/min,哮鸣音响亮而弥漫。脉率>120/min,常有焦虑和烦躁	$PaO_2<60mmHg$ $PaCO_2>45mmHg$	≤90%	无效
危重	患者不能讲话,出现嗜睡、意识模糊,哮鸣音有明显减弱或消失。脉率>120/min或变慢和不规则	$PaO_2<60mmHg$ $PaCO_2>45mmHg$	<90%	无效

表 1-2　哮喘慢性持续期分级

分级	临床表现	肺功能改变
间歇(第一级)	症状<每周1次,短暂发作,夜间哮喘症状≤每月2次	$FEV_1≥80\%$预计值或$PEF≥80\%$个人最佳值,PEF或FEV_1变异率<20%
轻度持续(第二级)	症状≥每周1次,但<每天1次,可能影响活动和睡眠,夜间哮喘症状>每月2次,但<每周1次	$FEV_1≥80\%$预计值或$PEF≥80\%$个人最佳值,PEF或FEV_1变异率20%～30%
中度持续(第三级)	每天有症状,影响活动和睡眠,夜间哮喘症状≥每周1次	FEV_1为30%～79%预计值或PEF为60%～79%个人最佳值,PEF或FEV_1变异率>30%
严重持续(第四级)	每天有症状,频繁发作,经常出现夜间哮喘症状,体力活动受限	$FEV_1<60\%$预计值或$PEF<60\%$个人最佳值,PEF或FEV_1变异率>30%

(三)心理—社会状况

哮喘发作时可出现精神紧张、烦躁,甚至恐惧。反复发作的患者易对家属、医护人员或平喘药物产生依赖,可出现孤独、脆弱、自卑等,甚至出现悲观、绝望心理。

(四)辅助检查

1.痰液检查　痰涂片可见嗜酸性粒细胞增多。痰液中细胞因子和炎性介质含量的测定,有助于哮喘的诊断和病情严重程度的判断。

2.呼吸功能检查 ①通气功能检测:哮喘发作时呈阻塞性通气功能障碍,第一秒用力呼气容积占用力肺活量比值($FEV_1/FEC\%$)下降,缓解期通气功能指标可逐渐恢复。②支气管舒张试验:用以测定气道气流受限的可逆性。吸入支气管舒张药(如沙丁胺醇、特布他林等)后哮喘患者通气功能增加,气道阻力降低。③支气管激发试验:用以测定气道反应性。吸入激发剂(如醋甲胆碱、组胺等)后哮喘患者通气功能下降,气道阻力增加。④呼气峰值流速及其变异率测定:用以反映气道通气功能的变化。

3.动脉血气分析 哮喘发作时,血 PaO_2 降低。轻、中度哮喘,由于过度通气可使血 $PaCO_2$ 下降,pH 值上升,表现为呼吸性碱中毒。重度哮喘导致气道严重阻塞时,可出现二氧化碳蓄积,$PaCO_2$ 上升,表现为呼吸性酸中毒。

4.胸部 X 线检查 哮喘发作时两肺野透亮度增加,呈过度充气状态。缓解期多无明显异常。

5.特异性变应原的检测 用可疑变应原进行皮肤变应原测试,可寻找到变应原。

(五)治疗要点

哮喘的治疗目标:尽快控制症状、减少发作次数、减少用药剂量和活动不受限,提高生活质量。消除病因,寻找引起哮喘发作的变应原或其他非特异性刺激因素,立即使患者脱离变应原。常用药物有:β_2 肾上腺素受体激动剂如沙丁胺醇、特布他林等,茶碱类如氨茶碱,抗胆碱药如异丙托溴铵,糖皮质激素如倍氯米松、甲泼尼松等,白三烯调节剂如扎鲁司特、孟鲁司特,色苷酸二钠,酮替酚和其他 H_1 受体拮抗剂如阿司米唑、曲尼斯特等。其中糖皮质激素是目前控制哮喘发作最有效的药物。部分哮喘患者可行免疫疗法,分特异性和非特异性两种,特异性免疫疗法采用特异性变应原(如花粉、尘螨、猫毛等)做定期反复皮下注射,剂量由低至高,以产生免疫耐受性,使患者脱(减)敏。非特异性免疫疗法采用注射卡介苗素、转移因子、疫苗等生物制品抑制变应原反应的过程。

二、护理诊断及合作性问题

1.低效性呼吸形态 与支气管痉挛、气道炎症、气道阻力增加有关。

2.清理呼吸道无效 与支气管黏膜水肿、分泌物增多、痰液黏稠、无效咳嗽有关。

3.知识缺乏 正确使用定量吸入器和如何避免接触变应原的相关知识。

4.潜在并发症 自发性气胸、肺不张、肺气肿、支气管扩张、慢性肺源性心脏病。

三、护理措施

(一)一般护理

1.环境与体位 环境宜安静、舒适、清洁,温、湿度适宜,空气流通。避免接触一切可疑变应原,病室内不宜放置花草,不用羽绒制品、蚕丝织物、羊毛毯,不养宠物。哮喘发作时,协助患者采取舒适体位,对端坐呼吸者提供床旁桌支撑。

2.饮食护理 约 20% 的成年人和 50% 的哮喘患儿可因不适当饮食而诱发或加重哮喘,应帮助患者找出与哮喘发作有关的食物。发作期患者以清淡、易消化、高维生素、足够热量的流质、半流质食物为主,忌食鱼、虾、蟹、蛋类、乳制品等易致过敏的食物。慎用或忌用阿司匹林等易引起哮喘的药物。戒烟、酒。

(二)病情观察

①观察患者的意识状态,呼吸的频率、节律、深度,痰液黏稠度和咳嗽的能力等。②监测呼吸音、哮鸣音变化。③监测动脉血气分析和肺功能情况。④加强夜间巡视和观察。

（三）治疗配合

1.氧疗护理 遵医嘱给予鼻导管或面罩吸氧，吸氧流量为 $1\sim 3L/min$，吸氧浓度一般<40％。吸氧时应注意湿化，以避免气道干燥而导致气道痉挛。在给氧过程中，监测患者意识状态和动脉血气分析，若患者出现神志改变，或 $PaO_2 < 60mmHg$，$PaCO_2 > 50mmHg$ 时，应准备进行机械通气。

2.皮肤与口腔护理 保持皮肤的清洁、干燥和舒适，每天用温水擦浴，勤换衣服和床单。咳嗽后用温水漱口，保持口腔清洁。

3.用药护理 支气管哮喘的用药方法包括定量气雾剂吸入、干粉吸入、持续雾化吸入，也可采用口服或静脉注射。由于吸入法给药，药物直接作用于呼吸道，局部浓度高且作用迅速，全身不良反应小，常为首选途径。

（1）β_2 肾上腺素受体激动剂：为轻症哮喘的首选。常用沙丁胺醇、特布他林、福莫特罗、沙美特罗等吸入给药。遵医嘱用药，不宜长期、单一、大量使用，宜与吸入激素等药物配伍使用。静脉点滴沙丁胺醇注意滴速 $2\sim 4\mu g/min$。不良反应有头痛、心悸、恶心、骨骼肌震颤，长期用药可形成耐药性。

（2）糖皮质激素：常用的有倍氯米松、泼尼松、甲泼尼松等。掌握正确的药物吸入方法，喷吸同步，吸后屏气数秒。喷药后立即洗脸、清水充分漱口，防止口咽部真菌感染。口服药宜在饭后服用。严格按医嘱用药，不得自行减量或停药。不良反应有吸入药物可引起口咽念珠菌感染、声音嘶哑或呼吸道不适，长期使用可致肾上腺皮质功能抑制、骨质疏松等。

（3）茶碱类：常用氨茶碱。稀释后缓慢静脉注射，注射时间>10 分钟，以防诱发血压下降、心律失常、心搏骤停。缓（控）释片必须整片吞服，发热、妊娠、小儿或老年有心、肝、肾功能障碍及甲状腺功能亢进者慎用，不良反应有恶心、呕吐、心悸、心律失常、血压下降、兴奋呼吸中枢，严重者可致抽搐。

（4）其他：①色苷酸二钠用于预防哮喘，可引起咽喉不适、胸闷等，孕妇慎用，应严格按医嘱用药，不能突然停药，以防哮喘复发。②抗胆碱药吸入后可有口苦或口干感。③白三烯调节剂（扎鲁司特、孟鲁司特）的主要不良反应是较轻微的胃肠道症状，少数有皮疹、血管性水肿、转氨酶升高，停药后可恢复正常。④酮替酚有嗜睡、疲倦、头晕、口干的副作用，用药期间不宜驾驶车辆、管理机器或高空作业等，孕妇慎用。

3.指导患者掌握定量雾化吸入器（MDI）和干粉吸入器的使用方法

（1）定量雾化吸入器：MDI 的使用需要患者协调呼吸动作，正确使用是保证吸入治疗成功的关键。护士介绍雾化吸入器的器具后，应先为患者演示，再指导患者反复练习，直至完全掌握。用药时先打开盖子，摇匀药液，深呼气至不能再呼时张口，将 MDI 喷嘴置于口中，双唇包住咬口，以慢而深的方式经口吸气，同时用手指按压喷药，至吸气末屏气 10 秒，使较小的雾粒沉降在气道远端，然后缓慢呼气，休息 3 分钟后可再重复使用 1 次。对不易掌握 MDI 吸入方法的儿童或重症患者，可在 MDI 上加储药罐，简化操作，增加吸入到下呼吸道和肺部的药量，避免雾滴在口咽部沉积引起刺激。

（2）干粉吸入器：较常使用的有蝶式吸入器、都宝装置和准纳器。护士应指导患者将药物正确放入干粉吸入器，吸入前先呼气，然后用口唇含住吸嘴用力深吸气，屏气 5～10 秒。

（四）心理护理

对急性发作期患者，护士应加强巡视，多陪伴、安慰患者，使患者产生信任感和安全感，减轻其紧张、恐惧心理。向患者及家属解释避免不良情绪的重要性,病情许可时,鼓励患者参加体育锻炼和社会活动,以减轻患者的不良情绪反应。

(五)健康指导

1.疾病知识指导　嘱患者随身携带支气管舒张气雾剂,出现哮喘发作先兆时,立即吸入并保持平静。指导患者识别哮喘发作的先兆和哮喘加重的征象。做好哮喘记录或写哮喘日记。有条件者利用峰流速仪(PEF)来监测自我的最大呼气峰流速值(PEFR),为治疗和预防提供参考资料。峰流速测定是发现早期哮喘发作最简便易行的方法,在没有出现症状之前,PEFR 下降,提示早期哮喘的发生,并能判断哮喘控制的程度和选择治疗措施。

2.生活指导　帮助患者寻找并尽量避开病源。避免强烈的精神刺激、剧烈运动,避免大笑、大哭、大喊等过度换气动作。避免接触刺激性气体,预防呼吸道感染,避免冷空气刺激。在缓解期应加强体育锻炼和耐寒锻炼,以增强体质。

第三节　肺炎患者的护理

肺炎是由于各种原因引起的终末气道、肺泡和肺间质的急性或慢性炎症,是呼吸道的常见病和多发病。以感染为最常见病因,如细菌、病毒、真菌、寄生虫等,还有理化因素、免疫损伤、过敏及药物等。

肺炎按解剖部位分为大叶性(肺泡性)肺炎、小叶性(支气管性)肺炎和间质性肺炎。按病因可分为细菌性肺炎、非典型病原体所致肺炎(如军团菌、衣原体等)、病毒性肺炎、真菌性肺炎、其他病原体所致肺炎(如立克次体、弓形虫、寄生虫等)和理化因素所致肺炎(如放射性肺炎),其中以细菌性肺炎最常见。按病原微生物的来源方式分为原发性肺炎和继发性肺炎。按患病环境分为社区获得性肺炎(CAP)和医院获得性肺炎(HAP),简称医院内肺炎(NP)。社区获得性肺炎是指在医院外罹患的感染性肺实质炎症,包括具有明确潜伏期的病原体感染而在入院后平均潜伏期内发病的肺炎,传播途径为吸入飞沫、空气或血源传播;医院获得性肺炎是指患者入院时不存在也不处于潜伏期,而入院 48 小时后发生的肺炎,也包括出院后 48 小时内发生的肺炎,误吸口咽部定植菌是医院获得性肺炎最主要的发病机制。常见致病菌为革兰阴性杆菌。医院获得性肺炎还包括呼吸机相关肺炎(VAP)和卫生保健相关肺炎(HCAP),医院获得性肺炎治疗和预防较困难。

肺炎球菌肺炎是由肺炎球菌引起的、以肺实变为特征的肺炎,是最常见的感染性肺炎,约占社区获得性肺炎的半数。发病以冬季与初春多见,常与呼吸道病毒感染伴行。既往健康的青壮年、老年或婴幼儿多见,男性多见。典型表现为突然起病、寒战高热、咳嗽、咳铁锈色痰和胸痛。近年来因抗生素及时有效的应用,典型者已日趋少见。少数情况下可发生菌血症或感染性休克,甚至危及生命。

肺炎的病理特点为渗出性炎症和肺实变。典型病理形态改变分为 4 期:充血期、红色肝样变期、灰色肝样变期及消散期。病变消散后肺组织结构多无损坏,不留纤维瘢痕,此点有别于其他肺炎。

一、护理评估

(一)健康史

1.常见病因　肺炎球菌肺炎是由肺炎球菌引起的。

2.发病机制 肺炎球菌是寄居在口腔及鼻咽部的正常菌群,属条件致病菌。当机体免疫功能降低或呼吸道防御功能受损时,肺炎球菌侵入到下呼吸道大量繁殖,引起肺内感染而发病。肺炎球菌先在肺泡引起炎症,经肺泡孔向其他肺泡扩散,致使部分肺段、肺叶发生炎症改变,典型者表现为肺实质炎症,通常不累及支气管。肺炎球菌的致病力与其含有高分子多糖体的荚膜对组织的侵袭作用有关。

3.评估要点 询问患者发病前是否有淋雨、受凉、疲劳、醉酒、上呼吸道感染史,是否有慢性阻塞性肺疾病、肿瘤等慢性疾病史,有无应用免疫抑制剂或长期应用抗生素史,是否吸烟及吸烟量。

（二）身体状况

1.症状 自然病程1～2周。

（1）全身症状:起病急骤,寒战、高热,体温在数小时内升至39℃～40℃,呈稽留热。伴头痛、全身肌肉酸痛。食欲明显减退,可有恶心、呕吐、腹痛、腹胀或腹泻等全身中毒症状。

（2）呼吸道症状:常见症状为咳嗽、咳痰,或原有呼吸道症状加重,开始痰少,可带血丝,24～48小时后可呈铁锈色痰,消散期痰稀薄量多。严重者有呼吸困难。累及胸膜时胸部刺痛,咳嗽或深呼吸时加剧,疼痛可放射至肩部或上腹部。

2.体征 患者呈急性热病容,面颊绯红、鼻翼扇动、口唇疱疹,严重时可有发绀。早期肺部无明显体征,仅有一侧呼吸运动减弱,呼吸音减弱和少许湿啰音。肺实变时,有典型的体征,语颤增强,叩诊呈浊音或实音,可闻及支气管呼吸音,也可闻及湿啰音及胸膜摩擦音。消散期可闻及明显湿啰音。

3.并发症 目前并发症已很少见,感染严重者可并发感染性休克。表现为面色苍白、皮肤黏膜发绀或皮肤花斑、四肢湿冷、尿量减少、血压下降、心动过速、烦躁及意识模糊等周围循环衰竭征象。呼吸道症状不明显。肺部听诊呼吸音减弱或闻及少量湿啰音,可有或无肺实变体征。

（三）心理-社会状况

由于起病急骤,短时间内出现高热等全身中毒症状,或伴胸痛、呼吸急促,患者及家属常会出现烦躁不安和焦虑;伴感染性休克等严重并发症时,常有紧张、忧虑,甚至恐惧情绪。

（四）辅助检查

1.血常规 白细胞计数$(10～20)×10^9/L$,中性粒细胞多在80%以上,伴核左移,细胞内可见中毒颗粒。

2.痰液检查 痰涂片做革兰染色可见革兰染色阳性菌,或做荚膜染色可见带荚膜的双球菌或链球菌,即可初步做出病原诊断。痰培养24～48小时可以确定病原菌。

3.X线检查 早期仅见肺纹理增粗。典型表现为按肺叶或肺段分布的大片炎症浸润阴影或实变影,在实变影中可见支气管充气征。病变累及胸膜时,可有少量胸腔积液征象。

（五）治疗要点

肺炎球菌肺炎的治疗原则为积极控制感染、对症治疗及处理并发症。肺炎球菌肺炎首选青霉素G,用药剂量及途径视病情轻重及有无并发症而定,疗程一般为7天或热退后3天。对青霉素过敏或耐药者,可选用红霉素、林可霉素等。重症者可用头孢菌素类或喹诺酮类药物。并发感染性休克时,除早期使用足量、有效的抗菌药物之外,尚需采取补充血容量、纠正酸中毒、应用血管活性药物和糖皮质激素等多项抗休克措施。

二、护理诊断及合作性问题

1.体温过高　与细菌引起肺部感染有关。

2.急性疼痛:胸痛　与炎症累及胸膜有关。

3.气体交换受损　与肺炎引起呼吸面积减少有关。

4.潜在并发症　感染性休克。

三、护理措施

(一)一般护理

1.休息与体位　病房环境舒适,室温 18℃～20℃,湿度 50%～60%。患者应卧床休息,协助患者采取高枕卧位或半卧位。有胸痛者采取患侧卧位。

2.饮食护理　给予高热量、高蛋白、高维生素、易消化的流质或半流质饮食,宜少食多餐。意识障碍者应鼻饲补充营养。鼓励患者多饮水,每天 1～2L。高热及暂时不能进食者应该静脉补液,滴速不宜过快,尤其是老人或心脏病患者,以免引起肺水肿。

(二)病情观察

①严密观察并记录生命体征,尤其体温变化。②观察有无呼吸困难、发绀和痰液变化。③注意有无血压下降、尿量减少、心动过速、意识模糊等表现,一旦出现,立即报告医生并配合抢救。

(三)治疗配合

1.降温给氧　畏寒、寒战时注意保暖,适当增加被褥;高热时采用酒精擦浴、冰袋、冰帽等措施物理降温,以逐渐降温为宜,防止大量出汗和虚脱;呼吸困难者,遵医嘱吸氧,氧流量一般为 4～6L/min,维持 $PaO_2>60mmHg$;若为慢性阻塞性肺疾病患者,应低流量、低浓度持续吸氧。

2.止痛　剧烈胸痛者,可给予少量镇痛药。

3.用药护理　遵医嘱使用抗生素,注意观察疗效和不良反应。应用青霉素前应详细询问过敏史,凡对青霉素类药物过敏的患者,禁止使用此类药物,并不再做皮肤过敏试验,以免发生意外。应用红霉素后出现腹痛、恶心、呕吐、腹泻和注射部位刺激、疼痛或静脉炎,滴注速度不宜过快、药物浓度不宜过大。应用头孢菌素类应注意其与青霉素有不完全的交叉过敏反应,对青霉素过敏或过敏体质者慎用。喹诺酮类偶见恶心、皮疹、头痛或精神症状,有癫痫病史者慎用。

4.感染性休克的护理

(1)一般护理:患者取仰卧中凹位,头胸部抬高 20°、下肢抬高 30°,以利于呼吸和静脉回流。减少搬动,注意保暖,高流量吸氧,改善缺氧状况。

(2)病情观察:严密监测患者的生命体征和病情变化,当患者神志逐渐清醒、表情自然、口唇红润、脉搏有力、呼吸平稳、收缩压>90mmHg、尿量>30ml/h、皮肤及四肢变暖时,表示病情已好转。如血容量已补足,尿量<400ml/d,比重<1.018,应及时报告医生,注意有无急性肾衰竭。

(3)治疗配合:迅速建立两条静脉通道。第一条静脉通道首先输入低分子右旋糖酐或平衡盐液,可加入糖皮质激素和抗生素,在快速扩容过程中应注意观察脉率、呼吸频率、肺部啰音,记录出入量等,以防诱发肺水肿,必要时在中心静脉压监测下进行调整;另一条静脉通道先输入 5%碳酸氢钠,因其配伍禁忌较多,宜单独输入。再应用多巴胺、间羟胺等血管活性药物,应根据血压调整滴速,以维持收缩压在 90～100mmHg 为宜,保证重要器官供血,改善微循环。

（四）心理护理

护士应主动询问和关心患者的需求,与患者进行积极有效的沟通。耐心给患者解释各种症状和不适的原因,说明各项检查、护理操作的目的、程序和配合要点,告知患者大部分肺炎球菌肺炎预后良好,消除患者焦虑、紧张的情绪,树立治愈疾病的信心。

（五）健康指导

1.疾病知识指导 向患者及家属介绍肺炎的病因及诱因。嘱其避免受凉、淋雨、醉酒和过度劳累,防止呼吸道感染。

2.生活指导指导 患者加强营养,劳逸结合,适当参加体育锻炼,增强机体抵抗力。

第四节 心力衰竭患者的护理

心力衰竭(heart failure)是各种心脏病导致心脏舒缩功能障碍或负荷过重引起心排血量减少,不能维持机体代谢需要的一种临床综合征。临床上以器官、组织血液灌注不足,肺循环和(或)体循环瘀血为特征,故又称充血性心力衰竭。目前,临床常提及“心功能不全”一词,它比心力衰竭的概念更广泛,心功能不全是指经器械检查提示心脏功能已不正常,而尚未出现临床症状的状态。伴有临床症状的心功能不全称为心力衰竭。心力衰竭的临床类型按其发展速度可分为急性和慢性两种,以慢性居多;按其发生的部位可分为左心衰竭、右心衰竭和全心衰竭。

一、慢性心力衰竭患者的护理

慢性心力衰竭亦称慢性充血性心力衰竭,是大多数心血管疾病的终末阶段。引起慢性心力衰竭的病因我国过去以心瓣膜病居首位,但近年其所占比例已趋下降,而高血压、冠心病的比例呈明显上升趋势。

（一）病因与发病机制

1.病因

(1)原发性心肌损害:病变起始于心肌,包括三类。①缺血性心肌损害:如冠心病心肌缺血和心肌梗死,是引起心力衰竭的最常见的原因。②心肌炎和心肌病:如病毒性心肌炎、原发性扩张型心肌病。③心肌代谢障碍性疾病:以糖尿病心肌病最常见,其他如维生素 B_1 缺乏和心肌淀粉样变性等。

(2)心脏负荷过重:包括心脏前负荷过重(容量负荷)和后负荷(压力负荷)过重。①前负荷过重:见于心脏瓣膜关闭不全,如主动脉瓣关闭不全、二尖瓣关闭不全等;左、右心或动、静脉分流性先天性心血管病,如间隔缺损、动脉导管未闭等。此外,伴有全身血容量增多或循环血量增多的疾病,如慢性贫血、甲状腺功能亢进症等,心脏前负荷亦增加。②后负荷过重:见于高血压、主动脉瓣狭窄、肺动脉高压、肺动脉瓣狭窄等。

2.诱发因素

(1)感染:是最主要的诱因,以呼吸道感染最常见,其次为感染性心内膜炎、风湿活动等。感染可使体温升高,心动过速,增加心肌氧耗量,从而导致心力衰竭。因此,避免感染是预防心力衰竭最重要的措施之一。

（2）心律失常：各种类型的快速性心律失常和严重的缓慢性心律失常均可诱发心力衰竭。因心律失常可引起心排血量减少，加重心肌缺血而诱发心力衰竭。

（3）血容量增加：如钠盐摄入过多，输液、输血过多、过快，妊娠和分娩造成循环负荷过重而至心力衰竭。

（4）生理或心理压力过大：如劳累过度，情绪激动，精神紧张等。

（5）原有心脏病变加重或并发其他疾病：如冠心病发生心肌梗死，肺栓塞，风湿性心瓣膜病出现风湿活动，合并贫血或甲状腺功能亢进症等。

（6）其他：如不恰当停用洋地黄、利尿剂或降压药等或使用抑制心脏的药物、饮食过度、用力排便、环境与气候的突变、水电解质紊乱等。

3. 发病机制

慢性心力衰竭的发病机制相当复杂，其中最重要的可归纳为以下三个方面。①心肌损害与心室重构：在原发性的心肌损害和心脏负荷过重导致心室扩大、心室肥厚的过程中，心肌细胞、胞外基质、胶原纤维网等均发生相应变化，即心室重构。心肌肥厚初期起代偿作用，但心肌细胞在长期的能量供应相对或绝对不足及能量利用障碍的情况下，导致心肌细胞减少、纤维化，剩下存活心肌的负荷进一步加重，心肌细胞进一步肥厚，进行性纤维化，使心肌收缩不能发挥其应有的射血效应，导致动脉系统缺血、静脉系统瘀血，如此形成恶性循环，最终发展为不可逆的终末阶段。②神经内分泌的激活：心力衰竭时，体内交感神经系统（SNS）的兴奋性增强，肾素—血管紧张素-醛固酮系统（RAAS）激活，血管加压素水平增高，使心肌收缩力增强，心排血量增加，钠水潴留和外周血管阻力增加而加重心脏前、后负荷；大量儿茶酚胺对心肌有直接毒性作用，从而加剧心力衰竭的发生。③血流动力学异常：根据 Frank-Starling 定律，心室肌纤维的最佳长度为 $2.2\mu m$，在此限度内伸展越长，心排血量就越多。任何原因导致心脏的前负荷增加，使心室舒张末期压增高，心肌纤维长度增加超过此限度，则代偿失效引起心力衰竭。

（二）临床表现

1. 症状与体征

（1）左心衰竭：以肺瘀血及心排血量降低为主要表现。

1）症状：

a. 呼吸困难：根据呼吸困难的程度不同可分为以下几种。①劳力性呼吸困难：为左心衰最早出现的症状，因运动使回心血量增加，左房压力升高，加重了肺瘀血所致。②夜间阵发性呼吸困难：患者入睡后突然因憋气而惊醒，被迫采取坐位，呼吸深快，重者可有哮鸣音，称为"心源性哮喘"。③端坐呼吸：当肺瘀血达到一定程度时，患者不能平卧而被迫端坐位，因平卧时回心血量增多且膈肌上抬，呼吸困难加剧。

b. 咳嗽、咳痰、咯血：咳嗽、咳痰是肺泡和支气管黏膜瘀血所致。开始常于夜间发生，坐位或立位时咳嗽减轻，痰常呈白色浆液泡沫状，偶可见痰中带血丝。当肺瘀血不断加重或肺水肿时，可咳粉红色泡沫痰。长期慢性肺瘀血肺静脉压力升高，导致肺循环和支气管血液循环之间形成侧支循环，在支气管黏膜下形成扩张的血管，一旦破裂可引起大咯血。

c. 低心排血量症状：由于心排血量降低导致器官、组织灌注不足及代偿性心率加快，患者可有乏力、疲倦、头昏、心慌等症状。

d. 少尿及肾功能损害症状：严重左心衰时血液进行再分配，肾血流量明显减少，患者可出现少尿。长期慢性的肾灌注不足可出现肾功能不全的表现。

2)体征:①肺部湿性啰音,由于肺毛细血管压增高,液体可渗出到肺泡而出现湿性啰音。②心脏体征,除原有心脏病的相应体征外,一般均有心脏扩大、心尖部舒张期奔马律、肺动脉瓣区第二心音亢进。

(2)右心衰竭以体循环静脉瘀血为主要表现。

1)症状:由于脏器慢性持续瘀血,患者常出现食欲不振、恶心、呕吐、腹胀、上腹疼痛、尿少、夜尿增多等表现。

2)体征:①颈静脉征,颈静脉搏动增强、充盈、怒张,提示体循环静脉压增高;当压迫肝脏时,颈静脉充盈或怒张更加明显,称为肝-颈静脉反流征阳性。②肝大,肝大常发生于皮下水肿之前,肝因瘀血肿大常伴压痛,还可出现轻度转氨酶升高。长期肝瘀血可致心源性肝硬化。③水肿,水肿主要是由于水钠潴留和静脉瘀血使毛细血管压增高使皮肤等软组织出现水肿。首先出现于身体最低垂的部位,常见于卧床患者的背骶部或非卧床患者的足踝、胫前部,一般为对称性、凹陷性水肿,下午和晚间较重.休息后减轻或消失。严重者可出现全身性水肿,并可伴有胸水和腹水。胸腔积液也是因体静脉压力增高所致,多见于全心衰竭.以双侧多见,如为单侧以右侧多见,可能与右膈下肝瘀血有关。腹水多发生于病程晚期,与心源性肝硬化有关。④长期严重右心衰竭可出现发绀。⑤心脏体征,除基础心脏病的原有体征外,可因右心室显著扩大而出现三尖瓣关闭不全的反流性杂音。

(3)全心衰竭:左、右心衰竭的表现同时存在。因有右心衰竭,右心排血量减少,常可使肺瘀血的表现有所减轻。扩张型心肌病患者全心衰竭时,肺瘀血体征往往不明显,左心衰竭的表现主要为心尖部舒张期奔马律和脉压减少。

2.心功能分级 正确评估患者的心功能状况,可反映病情严重程度,对指导患者活动,预后的判断等有重要意义。主要依据患者自觉的活动能力划分为四级。

Ⅰ级:体力活动不受限制,平时一般活动不引起疲乏、心悸、呼吸困难或心绞痛等症状。

Ⅱ级:体力活动轻度受限,休息时无自觉症状,但平时一般的活动可出现上述症状,休息后很快缓解。

Ⅲ级:体力活动明显受限,休息时无症状,轻于平时一般的活动即可出现上述症状,休息较长时间后症状方可缓解。

Ⅳ级:不能从事任何体力活动,休息时亦有心力衰竭症状,体力活动后加重。

(三)实验室及其他检查

1.X线检查 左心衰竭患者除原有心脏疾病引起的心脏外形改变外,主要有肺门血管影增强、肺纹理增粗等肺淤血表现,右心衰竭时常见右心室增大,可伴胸腔积液的表现。

2.心电图检查 可显示左心室肥厚劳损、右心室肥大、心律失常。

3.超声心动图检查 可提供各心腔大小变化、心瓣膜结构功能及心脏收缩功能与舒张功能。

4.有创性血流动力学检查 应用漂浮导管经静脉插管直至肺小动脉测定肺毛细血管楔压(PCWP)、心脏指数(CI)、心排血量(CO)、中心静脉压(CVP)。其中 CI 与 PCWP 可直接反映左心功能,正常时 CI>2.5L/(min·m^2),PCWP<12mmHg,当心力衰竭时,心脏指数值(反映心脏收缩功能)降低,肺小动脉楔嵌压(反映肺瘀血程度)升高。右心衰竭时,CVP可明显升高。

5.其他检查 放射性核素检查、磁共振成像(MRI)检查、运动耐量与运动峰耗氧量测定均有助于心力衰竭的诊断。

(四)治疗要点

治疗原则为控制病因和诱因,减轻心脏负荷,增加心输出量,改善心室重构等。

1.治疗病因、消除诱因 控制高血压,应用药物、介入或手术治疗改善冠心病心肌缺血,心瓣膜病患者行换瓣手术以及先天畸形的纠治手术等。及时有效地控制感染,纠正心律失常及电解质紊乱,治疗贫血、甲状腺功能亢进,避免过度劳累和情绪紧张等。

2.减轻心脏负荷

(1)控制体力活动、限制钠盐、戒烟酒、劳逸结合、充足睡眠、身心愉快等可减轻心脏负荷,有利于心功能的恢复。

(2)吸氧:给予持续氧气吸入,流量 2～4L/min,增加血氧饱和度,改善呼吸困难。

3.药物治疗

(1)利尿剂:是心力衰竭治疗中最常用的药物,通过排钠排水对缓解瘀血症状,减轻心脏前负荷,改善心功能,消除水肿有十分显著的效果。常用的利尿剂有:①噻嗪类利尿剂,常用氢氯噻嗪,25mg/次,每周 2 次或隔日 1 次,口服,轻度心力衰竭者可作为首选药。②襻利尿剂,为强效剂尿剂,常用呋塞米(速尿)20～40mg/次,口服,1～2 次/d,心力衰竭严重者可静脉注射 20～40mg/次,1～2 次/d,效果不佳者增至 100mg/次,2 次/d。③保钾利尿剂:常与噻嗪类或襻利尿剂合用,如螺内酯(安体舒通)20mg/次,3 次/d;氨苯蝶啶 50～100mg/次,2次/d;阿米洛利 5～10mg/次,2 次/d。

(2)血管扩张剂:能降低心脏前、后负荷,减轻肺瘀血,减少心肌耗氧,改善心功能,适用于中、重度慢性心力衰竭。常用药物有:①小静脉扩张剂,如硝酸甘油 0.3～0.6mg 舌下含化。②小动脉扩张剂,如 α1 受体阻滞剂(哌唑嗪)、直接舒张血管平滑肌的制剂(双肼屈嗪)等。

(3)正性肌力药:通过增加心肌收缩力而增加心排血量,是治疗心力衰竭的主要药物。

1)强心苷类药物:能直接增强心肌收缩力,提高心排血量,亦可直接兴奋迷走神经系统,对抗心力衰竭时交感神经兴奋的不利影响,是临床上常用的正性肌力药物。临床常用毒毛苷 K、毛花苷 C(西地兰)、地高辛。①中效制剂地高辛,0.25mg/次,1 次/d,适用于中度心力衰竭维持治疗,对 70 岁以上或肾功能不全的患者宜减量。②速效制剂西地兰、毒毛苷 K,适用于急性心力衰竭或慢性心力衰竭加重时。西地兰每次 0.2～0.4mg 稀释后静脉注射,24h总量 0.8～1.2mg。毒毛苷 K 每次 0.25mg 静脉注射,24h 总量 0.5～0.75mg,

2)β 受体兴奋剂:如多巴胺、多巴酚丁胺。

3)磷酸二酯酶抑制剂:如氨力农、米力农。

(4)肾素-血管紧张素—醛固酮系统抑制剂:

1)血管紧张素转换酶抑制剂(ACEI):其主要作用机制包括四个方面。①扩血管作用;②抑制醛固酮分泌。③抑制交感神经兴奋性。④改善心室及血管的重构,从而达到维护心肌功能,推迟心力衰竭进展的作用。现主张提早对心力衰竭进行治疗,从心功能尚处于代偿期而无明显症状时,即开始给予 ACE 抑制剂的干预治疗。卡托普利(常用剂量为12.5～25mg/次,2 次/d)为最早用于临床的 AICE。也可用依那普利 2.5～5mg/次,1～2次/d;贝那普利(洛汀新)5～15mg/次,2 次/d;培哚普利(雅施达)2～4mg/次,1 次/d。

2）血管紧张素受体阻滞剂：如坎地沙坦、氯沙坦、缬沙坦等。

3）醛固酮受体拮抗剂：小剂量（亚利尿剂量，20mg/次，1～2次/d）的螺内酯可阻断醛固酮效应，对抑制心血管的重构、改善慢性心力衰竭的远期预后有很好的作用。

（5）β受体阻滞剂：可对抗心力衰竭代偿机制中交感神经兴奋性增强这一效应，从而降低患者死亡率、住院率，提高其运动耐量。但β受体阻滞剂有负性肌力作用，临床应用应十分慎重，常用美托洛尔6.25mg/次，2次/d，渐增加剂量，适量维持。

（五）护理诊断及医护合作性问题

1.气体交换受损　与左心衰竭引起的肺瘀血或伴发肺部感染有关。

2.体液过多　与右心衰竭引起的体循环瘀血、水钠潴留有关。

3.有皮肤完整性受损的危险　与心力衰竭引起的组织水肿和患者长期卧床有关。

4.活动无耐力　与心排血量下降有关。

5.潜在并发症　强心苷中毒、电解质紊乱。

6.焦虑　与慢性病程、病情反复发作呈加重趋势，担心疾病的预后有关。

7.知识缺乏　缺乏慢性心力衰竭诱因预防及用药的相关知识。

（六）护理措施

1.生活护理

（1）体位：协助患者取高枕卧位、半卧位或端坐位，使回心血量减少，减轻心脏的负担，同时肺的扩张增大，有利于气体交换。宜间断双腿抬高，以减轻肢体的水肿。

（2）休息与活动：休息可减轻心脏的工作负荷、促进利尿、减轻呼吸困难、减少静脉回流、降低血压、减慢心率，有利于心功能恢复。根据患者心功能分级及患者基本状况决定活动量。心功能Ⅰ级：一般的体力活动不受限制，可适当参加体育锻炼，但应避免剧烈运动和重体力活动。心功能Ⅱ级：适当限制体力活动，多休息，可做些家务和轻工作。心功能Ⅲ级：严格限制一般体力活动，充分休息，但日常生活可以自理或协助下自理。心功能Ⅳ级：绝对卧床休息，生活由他人照料。心力衰竭严重患者卧床期间，护士应帮助其进行四肢的被动运动，必要时可按摩肢体，或用温水定时浸泡下肢。当病情好转后，应尽早做适量运动，以减少因长期卧床导致下肢静脉血栓形成、便秘等发生。活动量应逐渐增加，若活动中出现呼吸困难、心悸、心前区疼痛、疲劳等应立即停止活动，并以此作为限制最大活动量的指征。

（3）饮食：应进食低钠、清淡、易消化、富有维生素和蛋白质的食物，多食蔬菜、水果。心力衰竭患者胃肠道淤血，消化功能减退，故指导患者少量多餐，避免过饱。心力衰竭患者均有不同程度的钠水潴留，控制钠水的摄入可减轻心脏负荷。每日钠盐的摄入量低于5g，中度心力衰竭每日钠摄入量宜小于2g；重度心力衰竭钠摄入量宜小于1g以下。但应注意在用强效排钠利尿剂时，可放宽限制，以防发生电解质紊乱。应限制钠盐量高的食品，如发酵面食、海产品、腌制品、罐头、味精、啤酒、碳酸饮料等。可用糖、醋、蒜调味品以增进食欲。限制饮水量，严重心力衰竭患者，24h的饮水量一般不超过800ml，应尽量安排在白天间歇饮用，避免大量饮水，以免增加心脏负担。

（4）排便：应保持大便通畅，防止用力大便使腹内压增高，增加心脏负荷，诱发心力衰竭或使心力衰竭加重。长期卧床的患者应定期变换体位，腹部做顺时针方向的按摩，或每日收缩腹肌数次，必要时给缓泻剂，如番泻叶、硫酸镁等。

2.病情观察

(1)观察有无左心衰竭的征象:当患者出现夜间阵发性呼吸困难甚至端坐呼吸、心率增快、烦躁不安、大汗淋漓、咳粉红色泡沫痰等提示左心衰竭致急性肺水肿时,应立即准备配合抢救。

(2)观察有无右心衰竭的征象:当患者出现恶心、呕吐、颈静脉怒张、肝大、水肿等提示右心衰竭,应及时与医生联系并配合处理。

(3)观察有无感染征象:当患者出现咳嗽、咳脓痰、呼吸困难加重、体温升高可能合并呼吸道感染,应及时处理。

(4)观察有无下肢静脉血栓征象:当患者出现下肢活动受限、疼痛、肢体远端出现局部肿胀时,可能合并下肢静脉血栓形成,应及时与医生联系且正确处理。

(5)观察水肿消长情况:每日测量体重和腹围,准确记录24h出入液量;同时观察水肿局部皮肤有无感染及压疮的发生。控制输液量和输液速度,滴速以 $15 \sim 30$ 滴/min 为宜,防止输液速度过快。

3.用药护理

(1)强心苷:

1)掌握好剂量:强心苷用量个体差异很大,老年人、心肌缺血缺氧、低钾血症、高钙血症、肝肾功能减退等患者,对强心苷较敏感,易发生强心苷中毒,故应严格遵医嘱,掌握好剂量,慎防中毒。

2)审慎给药:给药前,询问患者有无胃肠道和神经系统症状,并测量心率、心律,若成人心率低于 60 次/min 或突然明显增快、节律由规则变为不规则或由不规则突然变为规则,应考虑强心苷中毒,暂缓给药,及时告知医生,并协助相应处理。静脉给药时应稀释后缓慢注射,同时注意观察患者的心率、心律及心电图变化,并记录给药时间。强心苷不宜与奎尼丁、普罗帕酮(心律平)、维拉帕米、钙剂、胺碘酮、抗甲状腺药物等药物合用,以免增加药物毒性。

3)用药监测:用药后,应观察心力衰竭的症状和体征有无好转;有无强心苷中毒反应。强心苷中毒主要表现为:①各种心律失常,是强心苷中毒最主要、最严重的反应,最常见者为室性期前收缩,多为二联律或三联律,其他如室上性心动过速伴房室传导阻滞、窦性心动过缓等。②胃肠道反应,如食欲下降、恶心、呕吐及腹胀等,是强心苷中毒最早的反应。③神经系统反应,如头痛、头晕、视力模糊、黄视和绿视等。

4)强心苷中毒的处理:①立即停用强心苷。②补充钾盐,停用排钾利尿剂。③纠正心律失常。快速心律失常可选用利多卡因或苯妥英钠,缓慢心律失常可用阿托品或临时起搏。

(2)利尿剂:利尿剂应小剂量、间断、交替或联合应用;每日测量体重,准确记录出入水量,以观察利尿效果;监测电解质的变化,使用排钾利尿剂应观察有无腹胀、乏力、肠鸣音减弱等低血钾的表现,并补充含钾丰富的食物,如深色蔬菜、瓜果、红枣、蘑菇等。必要时遵医嘱补充氯化钾;保钾利尿剂长期使用可产生高钾血症,伴肾功能减退者应慎用;出现高血钾时,遵医嘱停用保钾利尿剂,嘱患者禁食含钾高的食物,严密观察心电变化,必要时给予胰岛素等紧急降钾处理。利尿剂应尽量在早晨或日间给药,防止因频繁排尿而影响患者夜间休息。

(3)血管紧张转换酶抑制剂:主要不良反应有低血压、肾功能恶化、钾潴留、咳嗽和血管性水肿。顽固性干咳使部分患者难以坚持治疗,必要时可停药。

(4)β受体阻滞剂:必须从极小剂量开始逐渐加大剂量,每次剂量增加的时间梯度不宜短于5d,同时严密监测血压、体重、脉搏及心率变化,防止出现传导阻滞和心力衰竭加重。

(5)血管扩张剂:使用时应严密监测患者的血压和心率,根据患者的血压和心率调整药物剂量和滴注速度。硝酸酯制剂可致头痛、面红、心动过速、血压下降等,静脉滴注时应严格掌握滴速,监测血压变化。

4.心理护理　由于病程长,病情反复,体力活动受到限制,生活上需他人照顾,经济负担过重等,患者易产生焦虑、悲观、内疚、绝望等情绪。焦虑可使心率增快,周围血管阻力和血液黏稠度增加,因此减轻患者精神负担与限制患者体力活动同样重要。指导患者保持乐观态度,鼓励患者说出内心的感受,分析产生焦虑的原因,指导患者进行自我心理调整,如通过交谈、听音乐、看报纸等方式转移注意力,做深呼吸、放松疗法等调节情绪。对高度焦虑,不能放松者可遵医嘱给予少量镇静剂。

(七)健康指导

1.生活指导　合理安排活动与休息,注意劳逸结合。心功能恢复后可以从事轻体力工作,但应避免重体力劳动以免诱发心力衰竭。建议患者进行散步、打太极拳、练气功等运动。适当运动有利于提高心脏储备力,提高活动耐力,改善心理状态和生活质量。饮食宜清淡、富营养、易消化,含适量纤维素,不食高脂食物,限制钠盐,每餐不过饱,多食蔬菜、水果,防止便秘;戒烟、酒。

2.疾病知识指导　指导患者积极治疗原发病,注意避免心力衰竭的诱发因素,如感染(尤其是呼吸道感染)、过度劳累、情绪激动、钠盐摄入过多、输液过快过多等。育龄妇女应在医生指导下控制妊娠与分娩。强调严格遵医嘱服药,不随意增减或撤换药物的重要性。让患者明确所用药物的名称、剂量、用法、时间,可能出现的不良反应等。服强心苷者应会识别其中毒反应;使用血管扩张剂、β受体阻滞剂、ACE抑制剂者,改变体位时动作不宜过快,以防止发生体位性低血压。教会患者自测脉搏,进行自我监测,若出现体重增加、呼吸困难加重、夜间不能平卧等及时就医。嘱患者定期门诊随访,防止病情发展。

二、急性心力衰竭患者的护理

急性心力衰竭是指在短时间内由于急性心脏病变引起的心排血量显著、急骤降低导致组织器官灌注不足和急性瘀血的综合征。临床上以急性左心衰竭常见,主要表现为急性肺水肿,严重者伴心源性休克甚至心脏骤停。

(一)病因与发病机制

1.病因

(1)急性弥漫性心肌损害:如急性广泛性心肌梗死、急性心肌炎等可致心肌收缩力急剧下降。

(2)急性机械性阻塞:如严重二尖瓣或主动脉瓣狭窄、左室流出道梗阻、二尖瓣黏液瘤或血栓的嵌顿等可致心脏负荷加重,心排血量降低。

(3)急性容量负荷过重:如感染性心内膜炎或急性心肌梗死引起的瓣膜穿孔、乳头肌断裂、腱索断裂等。快速大量输液、输血也可导致急性左心功能不全。

(4)急性心室舒张受限:如急性大量心包渗液所致的急性心脏压塞,导致心排血量减少,发生急性左心功能不全。

2.发病机制 上述病因可致心肌收缩力急剧下降,心排血量骤然减少,左室舒张末期压力急骤升高,肺静脉回流不畅,肺静脉压和肺毛细血管压明显升高,使血管内液体渗入到肺间质和肺泡内,导致急性肺水肿。

(二)临床表现

急性左心衰竭发病常突然,病情发展迅速。典型临床表现为:突发严重呼吸困难,呼吸频率可达 30～40 次/min,端坐呼吸,频繁咳嗽,常咳大量粉红色泡沫样痰,有窒息感而极度烦躁不安、恐惧,面色灰白,口唇青紫,大汗淋漓,皮肤湿冷,极重者可因脑缺氧而致神志模糊。听诊两肺满布湿啰音和哮鸣音,心率增快,心尖部第一心音减弱、可闻及舒张期奔马律,肺动脉瓣第二心音亢进。肺水肿早期血压可一度升高,随后下降,如不能及时纠正,终至心源性休克。

(三)治疗要点

急性左心衰竭为内科急危重症,应立即进行抢救。

1.体位 立即协助患者取坐位或半卧位,双腿下垂,以减少静脉回流,减轻心脏前负荷。

2.给氧 给予高流量鼻导管吸氧,6～8L/min,对病情特别严重者应给予面罩加压给氧或正压呼吸。在吸氧的同时使用抗泡沫剂,使肺泡内泡沫表面张力降低而破裂、消失,增加气体交换面积,一般使用 30％～50％乙醇湿化,若患者不能耐受,可降低乙醇浓度或间歇使用。

3.药物治疗

(1)吗啡:5～10mg 缓慢静脉注射或皮下注射,有镇静和舒张小血管作用,可减少躁动所带来的心脏负担,必要时间隔 15min 重复使用,共 2～3 次。但肺水肿伴颅内出血、神志障碍、慢性肺部疾病时禁用,年老体弱者应减量或改为肌内注射。

(2)快速利尿剂:如呋塞米(速尿)20～40mg 静脉注射,2min 内推完,4h 后可重复一次,有利尿和静脉扩张的作用,有利于减轻肺水肿。

(3)血管扩张剂:常用制剂有三种。①硝普钠:12.5～25μg/min 滴入,调整药量使收缩压维持在 100mmHg 左右,用药时间不宜连续超过 24h。②硝酸甘油:可先以 10μg/min 开始,然后每 10min 调整一次,每次增加 5～10μg,以血压达上述水平为度。③酚妥拉明:从 0.1mg/min 开始,每 5～10min 调整一次,最大可增至 1.5～2.0mg/min。

(4)速效强心苷制剂:一般选用毛花苷 C 或毒毛苷 K。

(5)氨茶碱:具有正性肌力、扩血管、利尿作用,同时还可解除支气管平滑肌痉挛。0.25g 加入 25％葡萄糖溶液 40mL 缓慢静脉注射。

(6)地塞米松:10～20mg 静脉注射,可降低周围血管阻力,减少回心血量,解除支气管痉挛。

4.肢体结扎减少回心血量 可用止血带或血压计袖带四肢轮流三肢结扎。

5.病因治疗 对急性肺水肿患者,在进行紧急对症处理的同时,针对原发病因和诱因进行治疗。

(四)护理诊断及医护合作性问题

1.气体交换受损 与急性肺水肿有关。

2.恐惧 与极度呼吸困难产生的濒死感及对死亡的恐惧有关。

3.清理呼吸道无效 与呼吸道分泌物增多、咳嗽、咳痰无力有关。

4.潜在并发症　心源性休克。

(五)护理措施

急性左心衰竭患者的一般护理措施与慢性充血性心力衰竭基本一致。重点强调抢救时的护理措施。

1.病情观察　监测和记录心电、呼吸、血压、脉搏、心率、心律、尿量等变化。严密观察呼吸频率、深度,意识状态,皮肤颜色及温度,肺部啰音的变化;如出现血压下降、四肢厥冷、意识障碍等休克表现时,应立即与医生联系,配合抢救。观察咳嗽情况以及痰液的性质和量。必要时,协助安置漂浮导管做血流动力学监测。

2.减少静脉回流　立即协助患者取坐位,双腿下垂,可采用四肢轮流三肢结扎法,以减少回心血量而减轻肺水肿。

3.保持呼吸道通畅　协助患者咳嗽、排痰,保持呼吸道通畅。

4.给氧　给予高流量吸氧,6～8L/min,并通过30％～50％的乙醇湿化,使肺泡内泡沫消失,增加气体交换面积,改善肺泡通气。

5.用药护理　及时、准确执行医嘱,严密观察药物疗效及不良反应。用吗啡时应注意患者有无呼吸抑制、心动过缓;用利尿剂要严格记录尿量,防止电解质紊乱;用硝普钠等扩血管药物时注意滴速和血压,防止低血压发生;静脉滴注硝普钠时,应注意:①硝普钠见光易变质分解,应避光输液。②因稀释后的溶液不稳定,故应现用现配。③避免大剂量长期使用,以免发生硫氰酸中毒;强心苷制剂静脉注射时速度宜慢,同时注意观察患者反应。

6.心理护理　患者发生急性左心衰竭时,因呼吸极度困难而伴有濒死感,患者十分恐惧,而恐惧心理又会加重呼吸困难。应配合医生,迅速完成抢救治疗措施,在抢救时必须保持镇静,操作熟悉、忙而不乱,尽量减轻患者的紧张不安情绪,同时向患者及家属简要介绍本病的救治措施及使用监测设备的必要性,使患者产生信任、安全感,使其积极配合治疗。避免在患者面前讨论病情,以减少误解和恐惧感。必要时可留亲属陪伴患者,给患者心理上的支持。

(六)健康指导

解释急性心力衰竭的病因和诱因,教育患者积极治疗原有心脏病,避免急性心力衰竭的诱发因素,如接受输液治疗时,应主动告知护士自己患有心脏病,以便控制输液量和输液速度。告知患者定期复查,以观察病情有无好转或进展,若出现频繁咳嗽、气急、咳粉红色泡沫样痰等症状时,应立即取坐位,呼叫急救电话或由他人护送就诊。

第五节　心律失常患者的护理

心律失常是指各种原因引起心脏冲动的频率、节律、起源部位、传导速度或激动次序的异常。

一、心律失常的分类

心律失常可由各种器质性心血管疾病、药物中毒、电解质紊乱、酸碱失衡、自主神经功能紊乱等所致。临床上按心律失常发作时心率的快慢分为快速型(期前收缩、心动过速、扑动和颤动)和慢速型(窦性缓慢型心律失常、房室传导阻滞)心律失常两大类;而按其发生原理又可分为冲动形成异常和冲动传导异常两大类。

(一)冲动形成异常

1.窦房结心律失常 ①窦性心动过速。②窦性心动过缓。③窦性心律不齐。④窦性停搏。

2.异位心律

(1)被动性异位心律:①逸搏(房性、交界性、室性)。②逸搏心律(房性、交界性、室性)。

(2)主动性异位心律:①期前收缩(房性、交界性、室性)。②阵发性心动过速(房性、交界性、室性)。③心房扑动、心房颤动。④心室扑动、心室颤动。

(二)冲动传导异常

1.生理性 干扰及房室分离。

2.病理性 ①窦房传导阻滞。②房内传导阻滞。③房室传导阻滞。④室内传导阻滞(左、右束支及左束支分支传导阻滞)。

3.房室间传导途径异常 预激综合征。

二、心律失常的诊断

心律失常不是一个独立的疾病,是一组症候群。其原因多数为病理性,但亦可见于生理性,因此心律失常的诊断是综合分析的结果。

1.健康史及身体评估 了解心律失常发生的原因、持续时间、缓解和消失的因素、自觉症状的严重程度。仔细查心率、心律及其他心脏的体征,甚至可确诊部分心律失常,如心房颤动等。了解病人的基础心血管疾病对心律失常的诊断有很大的帮助,特别对病因诊断意义更大。

2.特殊检查 心电图检查是确诊心律失常类型最重要的简便、经济、普通的无创伤性检查技术,有条件者应记录 12 导联心电图,应包括较长的 Ⅱ 导联或 V$_1$ 导联记录,以备分析。其他检查包括:动态心电图、食管内心电图等。临床心电生理检查,如食管调搏检查、心内心电图检查等不但能诊断有无心律失常及类型,且对发病机制、治疗、预后有很大帮助,但均不作为常规使用。

三、窦性心律失常

正常心脏的起搏点位于窦房结,由窦房结冲动引起的心律称之为窦性心律,正常窦性心律的心电图特点:①窦性 P 波:Ⅰ、Ⅱ、aVF、V5、V6 直立,aVR 倒置。②频率 60～100 次/min。③P-R 间期 0.12～0.20S。

(一)窦性心动过速

当窦性心律的频率＞100 次/min 时,称为窦性心动过速。可见于健康人吸烟、饮酒、喝浓茶、剧烈运动、情绪激动;某些病理状态,如发热、严重贫血、甲状腺功能亢进、休克、心力衰竭、心肌炎及应用某些药物,如阿托品、肾上腺素等。临床上可无症状或表现心悸等。心电图特点为:①窦性心律。②成人窦性频率＞1130 次/min,大多在 100～150 次/min。一般无需特殊治疗,症状明显者可给予普萘洛尔 10mg 口服。

(二)窦性心动过缓

当窦性心律的频率＜60 次/min 时,称之为窦性心动过缓。常见于健康的青年人、运动员及睡眠状态;其他原因有颅内高压、甲状腺功能低下、阻塞性黄疸;器质性心脏病如冠心病、心肌炎、心肌病;应用β受体阻滞剂、胺碘酮、钙通道阻滞剂等药物后。病人可无症状或因心率过慢时引起头晕、乏力、胸闷,甚至晕厥等。心电图特点:①窦性心律。②窦性频率＜60 次/min。

一般无需治疗,若心率过慢,有明显症状者可使用阿托品、颠茄合剂或肾上腺素治疗,不能缓解者考虑用心脏起搏器治疗。

(三)窦性心律不齐

频率 $60\sim100$ 次/min,窦性心律的节律明显不规则,最长的 P-P 间期与最短的 P-P 间期之差 $t>0.12S$,称之为窦性心律不齐。常见于青少年或自主神经功能不稳定者,而且与呼吸有关,多无临床意义。

(四)窦性停搏或称窦性静止

是指窦房结不能产生冲动,一般属病理性。常见于器质性心脏病如急性心肌梗死、窦房结变性与纤维化;某些药物如洋地黄制剂、奎尼丁中毒,钾盐、β受体阻滞剂过量及脑血管病等。

由于窦房结不产生冲动,过长时间的窦性停搏可使病人发生头晕、晕厥,严重者可发生Adabs-STokes综合征导致死亡。窦性停搏的心电图特点:①心电图上较长时间内无 P 波发生,或 P 与 QRS 波均不出现,长的 P-P 间期与基本的窦性 P-P 间期无倍数关系。②之后常可见异位节律点产生的逸搏。窦性停搏的处理可参照窦性心动过缓。

(五)病态窦房结综合征(SSS,简称病窦综合征)

是指窦房结或其周围组织器质性病变导致功能减退,产生多种心律失常的综合表现。病人可在不同时间出现一种以上的心律失常。

病窦综合征常见于心脏器质性损害,如冠心病、心肌病、心肌炎、风湿性心瓣膜病、感染(如伤寒等)、甲状腺功能低下等。常见症状为发作性眩晕、头痛、乏力、心悸、心绞痛等心、脑脏器供血障碍的表现。严重者出现阿一斯综合征甚至死亡。心电图特点:①持续而显著的窦性心动过缓,心率<50 次/min。②窦性停搏与窦房传导阻滞。③窦房传导阻滞与房室传导阻滞并存。④心动过速-心动过缓综合征或称快-慢综合征。后者通常指心房扑动、心房颤动或房性心动过速等。

病窦综合征的治疗:若病人无心动过缓的症状,不必治疗,定期随诊观察。对有症状的病窦综合征,按窦性心动过缓处理,或采用永久人工心脏起搏器治疗,能达到满意效果。

四、期前收缩

期前收缩又称过早搏动,简称早搏,是起源于窦房结以外的异位起搏点兴奋性增高而过早发生冲动或折返并引起心脏激动,是最常见的心律失常。按期前收缩部位不同,可分为房性、交界性、室性 3 类,其中以室性期前收缩最多见。

(一)病因

可见于健康人精神紧张、情绪激动、过度疲劳及过多的吸烟、饮酒、饮茶时,属生理性早搏。各种心脏病,如冠心病、风湿性心瓣膜病、心肌病等引起的期前收缩属病理性早搏。此外,药物、电解质紊乱亦可导致期前收缩。

(二)临床表现

偶发的过早搏动一般不引起症状,病人可产生心跳暂停感。当频发过早搏动时病人出现心悸不适、乏力、胸闷、头晕甚至晕厥,冠心病病人可诱发心绞痛。临床听诊呈心律不规则,有提前发生的搏动,随后有较长的代偿间歇。早搏的第一心音增强,第二心音相对减弱或消失,早搏引起的桡动脉搏动较弱甚至扪不到,形成脉搏短绌。若每隔一个正常心搏后出现一个早搏,称二联律。若每隔一个正常心搏后出现两个早搏,或每隔两个正常心搏后出现一个早搏称三联律。

（三）心电图特点

1. **房性早搏** 心电图特征：①提前出现的 P′波，形态与正常的窦性 P 波不同。②P′-R 间期≥0.12s。③P′波后继以形态正常的 QRS 波群。④代偿间歇不完全（期前收缩前后二个窦性心搏间隔短于正常 P-P 间期的 2 倍）。

2. **交界性早搏** 心电图特征：①提前出现的 QRS-T 波群，形态与正常者基本相同。②出现逆行 P 波（Ⅱ、Ⅲ、avF 导联的 P′波倒置，avR 导联的 P′波直立），逆行 P 波在 QRS 波群前，P′-R 间期＜0.12s；逆行 P 波在 QRS 波群之后，R-P′间期＜0.20s；逆行 P 波埋于 QRS 波群中，心电图上无 P′波。③多数代偿间歇完全。

3. **室性早搏** 心电图特征：①提前出现的 QRS-T 波群，其前无相关 P 波。②提前出现 QRS 波群宽大畸形，时间＞0.12S。③T 波与 QRS 波群主波方向相反。④代偿间歇完全（期前收缩前后二个窦性心搏间隔等于正常 P-P 间期的 2 倍）。

（四）治疗要点

1. 积极治疗原发病，去除诱因。改善心肌供血，控制心肌炎症等。

2. 无明显自觉症状或偶发早搏者一般不需特殊治疗。如症状明显，根据不同类型的早搏选用不同的药物治疗。特别是频发早搏、多源性室早、成对出现的室早及早搏落在前一心搏的 T 波上（R on T）等易导致室性心动过速或心室颤动的发生，应积极治疗。室上性早搏（房性早搏和交界性早搏）可先试用镇静剂，如地西泮口服，如无效可选用普萘洛尔、普罗帕酮、普鲁卡因胺等。室性早搏可用美西律、普罗帕酮、胺碘酮等治疗，对急性心肌梗死伴发室性早搏的病人可选用利多卡因 50～100mg 静脉注射，并持续以 2～4µg/min 的速度静滴。

五、阵发性心动过速

阵发性心动过速是一种阵发性快速而规律的异位心律，由 3 个或 3 个以上的早搏形成。特点是突然发生，突然终止，心室率快而规则或比较规则，心率多在 160～220 次/min。由于异位起搏点的部位不同，可分为房性、房室交界性和室性阵发性心动过速。由于房性、交界性阵发性心动过速发作时心率过快，有时不易区别，故统称为阵发性室上性心动过速，简称室上速。

（一）病因

1. **阵发性室上性心动过速** 常见于无器质性心脏病病人，其发作常与体位改变、过度疲劳、情绪激动、烟酒过量、喝浓茶、浓咖啡有关。也可见于器质性心脏病病人如冠心病、风湿性心瓣膜病、甲状腺功能亢进、洋地黄制剂中毒的病人。预激综合征的病人常伴室上速。

2. **阵发性室性心动过速** 多见于有器质性心脏病病人，最常见者为急性心肌梗死，其他如心肌炎、心肌病、风湿性心脏病、洋地黄制剂中毒、电解质紊乱、奎尼丁或胺碘酮中毒等。

（二）临床表现

1. **阵发性室上性心动过速** 其特点是突然发作、突然终止，可持续数秒钟、数分钟、数小时甚至数月。在无器质性心脏病的年轻人，发作时大多有头晕、心悸、胸闷、乏力等，在有心脏病的病人发作时多出现头晕、呼吸困难、眩晕、晕厥、血压下降、心力衰竭、休克等，冠心病者可诱发心绞痛。心脏听诊节律绝对规则，心室率 150～250 次/min，第一心音强度一致，脉搏快而细弱。

2. **阵发性室性心动过速** 临床表现的轻重可因发作时心室率、持续时间、原有心脏病的不同而异。非持续性室速(发作时间<30s)常无症状,而持续性室速(发作时间>30s)常伴有明显的血流动力学改变,使心、脑、肾血流量骤然下降而出现黑矇、血压下降、心力衰竭、心绞痛、呼吸困难、低血压、少尿、晕厥、意识障碍甚至昏厥、抽搐、猝死。而心脏听诊心室率为140~220次/min,心尖区第一心音强度不等。

(三)心电图特点

1.阵发性室上性心动过速 心电图特征:①3个或3个以上连续而快速出现的房性或交界性期前收缩,QRS波形态、时限正常,R-R间期绝对规则。②心率150~250次/min。③P波不易分辨。④起止突然,常由一个早搏触发。

2.阵发性室性心动过速 心电图特征:①3个或3个以上连续而快速出现的室性期前收缩,QRS波群宽大畸形,时间>0.12S,并有继发ST-T改变。②心室律基本整齐,可略有不匀。③频率在140~220次/min。④如有P波,则与QRS波群无关,呈房室分离现象。⑤常可见心室夺获与室性融合波,是确诊室速的重要依据。

(四)治疗要点

1.阵发性室上性心动过速

(1)复律治疗:发作时应取卧位、吸氧,可用刺激迷走神经的方法,如刺激咽部引起恶心呕吐、按压眼球、作Valsalva动作(深吸气后屏气,再用力做呼气动作)、颈动脉窦按摩等。若不能终止发作,可根据病情选用普罗帕酮、胺碘酮、维拉帕米、ATP、毛花苷丙等药物治疗、食管心房起搏或用同步直流电复律(注意已用洋地黄制剂者不宜采用此法),以终止发作。

(2)预防发作:可用普罗帕酮、胺碘酮、维拉帕米等。

(3)根治治疗:可行射频消融(RFCA)术。

2.阵发性室性心动过速 因室速容易发展为心室颤动,必须紧急处理,终止发作。首选利多卡因,首次剂量为100mg,稀释后静脉注射,必要时5~10min后重复。其他药物可选用奎尼丁、胺碘酮、普鲁忙因胺等。如病人经药物处理无效,且发生低血压、休克、心脑血流灌注不足等危险情况时,应立即给予同步直流电复律术。

六、扑动与颤动

当自发性异位搏动的频率超过阵发性心动过速的范围时,即形成扑动或颤动,可出现于心房或心室,主要的电生理基础为心肌的兴奋性增高,不应期缩短,同时伴有一定的传导障碍,形成环行激动及微折返。根据异位搏动起源的部位,可分为心房扑动与颤动,心房颤动是较常见的心律失常;心室扑动和颤动是致命性的心律失常。

(一)病因

心房扑动与心房颤动的病因大致相同,可发生于无器质性心脏病者,也可发生在器质性心脏病者,最常见于风湿性心脏病二尖瓣狭窄、心肌病、冠心病,其他可见于甲状腺功能亢进、洋地黄制剂中毒等。心室扑动与心室颤动常为器质性心脏病和其他疾病临终前的心律失常,如急性心肌梗死、严重低血钾、心肌病,洋地黄制剂、胺碘酮、奎尼丁中毒,电击伤等。

(二)临床表现

1.心房扑动 临床上心房扑动往往具有不稳定趋向,可恢复窦性心律或进展成心房颤动,可持续数月或数年。临床症状取决于心室率的快慢。心室率不快者,可无明显症状。心室率快者可有心悸、胸闷、乏力、头晕等,可诱发心绞痛与充血性心力衰竭。体检第一心音强度随房室传导比例发生变动而变化。

2.心房颤动 临床表现的轻重取决于心室率的快慢,心率不快时,可无症状。心率超过 150 次/min,病人可发生心绞痛与充血性心力衰竭。心房颤动者的听诊特点:①第一心音强弱不等。②心室律绝对不规则。③脉搏短绌(心室率大于脉率)。心房颤动还是左心衰竭的常见诱因之一,并可引起体循环动脉栓塞现象。

3.心室扑动与颤动 一旦持续发生,病人迅速出现意识丧失、抽搐、呼吸停止甚至死亡,体检心音消失、脉搏消失、血压无法测到。心室扑动与颤动类似于心室停搏,是临床上极危急的现象。

(三)心电图特点

1.心房扑动 心电图特征:①P 波消失,代之以振幅相似、形状相似、间隔均匀的 F 波。②F 波的频率为 250～350 次/min。③F 波常与 QRS 波呈某种固定比例,2∶1 或 4∶1,有时比例不固定,则引起心室律不规则。④QRS 波形态一般正常。

2.心房颤动 心电图特征:①P 波消失,代之以振幅不等、形状不同、间隔不均的 f 波,f 波的频率为 350～600 次/min。②QRS 波间隔绝对不规律,心室率一般在 100～160 次/min。③QRS波群形态基本正常。

3.心室扑动 心电图特征:①P-QRS-T 波群消失,代之以匀齐、连续大振幅的正弦波。②频率为 150～300 次/min。心室扑动不能持久,或很快恢复,或转为心室颤动。

4.心室颤动 心电图特征:①P-QRS-T 波群完全消失,出现频率、振幅、形态完全不规则的室颤波。②频率为 200～500 次/min。

(四)治疗要点

1.心房扑动 针对原发病治疗,最有效终止心房扑动的方法是同步直流电复律。对单纯控制房扑的心室率首选洋地黄制剂,其他如普罗帕酮、维拉帕米、胺碘酮、钙通道阻滞仍有疗效。

2.心房颤动 除积极治疗原发病外,对短暂的症状不明显者无特殊治疗。对症状明显、发作时间长、频繁发作、持续的心房颤动者治疗的目标是减慢快速的心室率,可给予洋地黄制剂、维拉帕米、胺碘酮、普罗帕酮等药物治疗。如药物无效可用导管消融术,如失败可植入起搏器,如有复律指征可采用奎尼丁或胺碘酮作药物复律。但最有效的复律手段仍为同步直流电复律术。

3.心室扑动及颤动 应争分夺秒抢救,尽快恢复有效心脏收缩。包括开通气道(保持呼吸道通畅)、人工呼吸、胸外心脏按压、纠正低氧血症、除颤和复律(如心电图示室颤波高大、频率快,则立即采用非同步直流电复律术)及药物治疗,如利多卡因 50～100mg 静脉注射或阿托品、肾上腺素等治疗。复苏后应维持有效的循环和呼吸功能,维持水电解质、酸碱平衡,防治脑水肿、急性肾功能衰竭和继发感染。

七、房室传导阻滞

房室传导阻滞是房室交界区脱离了生理不应期后,心房冲动传导延迟或不能传导至心室而发生不同程度的阻滞,阻滞部位可以发生在心房、房室结、房室束、双侧束支等。根据房室传导阻滞的程度可分为三度,一度、二度称之为不完全性房室传导阻滞,三度则称之为完全性房室传导阻滞。

（一）病因

可发生于正常人，与迷走神经张力增高有关，多为不完全房室传导阻滞。临床上多见于器质性心脏病病人，如冠心病、心肌炎、心肌病、心内膜炎、先天性心脏病、高血压病等。此外，亦常见于洋地黄中毒、电解质紊乱、心脏手术、甲状腺功能低下等病人。

（二）临床表现

表现的轻重取决于房室传导阻滞的程度和时间。

1.一度房室传导阻滞　常无明显症状，听诊时第一心音减弱。

2.二度房室传导阻滞　又分为Ⅰ型（文氏现象）和Ⅱ型。临床上可出现疲乏、头晕、心悸、胸闷、活动后气急、短暂昏厥等表现。二度Ⅰ型房室传导阻滞表现常较轻，第一心音强度逐渐减弱并有心搏脱漏。二度Ⅱ型房室传导阻滞听诊心律也有间歇性心搏脱漏，但第一心音强度恒定。此型易发展为三度房室传导阻滞。

3.三度房室传导阻滞　临床表现取决于心室率的快慢，可出现心力衰竭和脑缺血症状。听诊心律慢而规则，第一心音强弱不等，收缩压增高，脉压增大。若心室率过慢＜20 次/min，可出现意识丧失、抽搐，称之为阿-斯综合征，严重者可致猝死。

（三）心电图特点

1.一度房室传导阻滞　心电图特征：①P-R 间期＞0.20S。②无 QRS 波群脱漏，每个 P 波后均继有 QRS 波群。

2.二度房室传导阻滞

（1）Ⅰ型：①P-R 间期逐渐延长至 QRS 波群脱落。②脱落后 P-R 间期又缩短，再逐渐延长，周而复始，这种现象称为文氏现象。最常见的房室传导比例为 3∶2 或 5∶4。

（2）Ⅱ型：①P-R 间期固定，正常或延长。②间歇性 QRS 波群脱漏，常见 2∶1 或 3∶1。

3.三度房室传导阻滞　心电图特征：①P 波与 QRS 波互不相关，心房与心室活动各自独立。②心房率快于心室率。③QRS 波群形态取决于起搏点的位置，起搏点在房室束分叉以上，QRS 波群形态可正常，QRS 波频率一般为 40～60 次/min。起搏点在房室束分叉以下，QRS 波群宽大畸形，QRS 波频率一般为 20～40 次/min。

（四）治疗要点

应针对不同的病因进行治疗。一度和二度Ⅰ型房室传导阻滞如无临床表现者，心室率不太慢，无需特别治疗。

二度Ⅱ型或三度房室传导阻滞，心室率显著缓慢，并伴有血流动力学改变及明显的临床症状，应及时提高心室率以改善组织、器官缺血情况，防止阿-斯综合征发生。常用药物有：①阿托品 0.5～2.0mg 静脉注射，可重复。②异丙肾上腺素 1～4μg/min，静脉滴注。除不宜用于急性心肌梗死病人外，适用于任何部位的传导阻滞。

对症状严重、心室率缓慢者，应及早给予临时性或永久性人工心脏起搏器治疗。

八、心律失常病人的护理

（一）护理评估

1.健康史　了解病人既往有无心脏病病史，发病前有无过度疲劳、紧张、过量吸烟、饮酒、饮浓茶等诱因。对病人的情绪、心悸、胸闷、乏力、头晕、心搏停顿感、心律失常的程度、时间、缓解方式及对病人生活的影响进行评估。

2.身体评估　评估有无心律失常及其类型和严重程度。定时测量病人的生命体征，尤其应仔细检查心率和节律,还应注意有无心脏扩大、心音改变和心脏杂音。

3.实验室及其他检查 心电图检查是诊断心律失常最重要的无创伤性检查技术,应描记12导联心电图进行分析,必要时进行心电监护及动态心电图、心电图负荷试验、食管内心电图等检查,了解心律失常的发病机制、诊断、治疗及预后。

4.心理及社会评估 病人由于缺乏心律失常的有关知识及心律失常发作时导致心悸、头晕、心跳停顿感等不适,担心自己的心脏突然停跳,常常引起紧张、焦虑与恐惧。严重心律失常病人生活不能自理,易使病人信心不足,情绪低落。这些心理反应不但加重心脏负荷,更易诱发心律失常,评估时应予足够重视。

(二)常见护理诊断/问题

1.活动无耐力 与严重心律失常导致心排血量减少有关。

2.焦虑 与心律失常反复发作、疗效欠佳有关。

3.有受伤的危险 与心律失常引起的头晕或晕厥有关。

4.潜在并发症 猝死、心力衰竭、脑栓塞。

(三)护理目标

1.活动耐力增加。

2.能说出导致心律失常的常见诱因,情绪稳定。

3.病人无摔倒、受伤。

4.无并发症发生,一旦发生能及时发现和配合医师处理。

(四)护理措施

1.病情观察

(1)监测生命体征:心律失常多发生突然,变化迅速,严重者可诱发休克、心绞痛、心肌梗死,甚至导致病人猝死。故应密切观察病情变化,定期监测生命体征,尤其是仔细检查心率和节律,对于房颤病人,应同时测量心率和脉搏。严霞心律失常可致心源性休克,如病人收缩压低于80mmHg,脉压小于20mmHg,脉搏细速、面色苍白、四肢发凉、青紫、烦躁、尿少等,应按休克处理。一旦发现病人意识丧失、抽搐、心音及大动脉搏动消失、血压测不到、心室颤动或心搏骤停等表现,应立即进行抢救,如心脏按压、人工呼吸、施行非同步直流电复律等。

(2)心电监护:熟悉监护仪的性能,对严重心律失常病人进行心电监护,特别要注意有无引起猝死的危险先兆。①潜藏着引起猝死危险的心律失常,如频发的、多源性、成联律的室性期前收缩、R on T现象、阵发性室上性心动过速、二度Ⅱ型房室传导阻滞。②随时有猝死危险的心律失常,如室性心动过速、心室颤动、三度房室传导阻滞等。一旦发现应及时报告医师,做出紧急处理。

2.生活护理

(1)休息与环境:为病人创造良好的安静休息环境,协助病人做好生活护理,限制探视,减少不良刺激,保证病人充足的休息和睡眠时间。严重心律失常病人应绝对卧床休息,以减少心肌耗氧量和交感神经兴奋性;对无器质性心脏病的心律失常病人,应鼓励其正常工作和生活,但应避免过劳。病人外出或上厕所时应有人陪伴,严重者应限制活动,在床上大小便,以防止病人摔倒受伤。对晕厥病人,应立即扶病人平卧,头部放低,松解衣领裤带,保持呼吸道通畅,同时防止受凉,注意空气流通、新鲜。

(2)饮食：给予高维生素、高蛋白、低脂、低钠饮食。不宜过饱，应戒烟酒。不饮浓茶、咖啡等兴奋性饮料。保持大小便通畅。

3.用药护理

(1)遵医嘱使用抗心律失常药物：严格掌握其适应证，并密切观察心律变化、监测电解质。口服药物要定时定量，静脉给药要注意浓度及速度。

(2)密切观察药物疗效及副作用：用药后要观察病人的心率、节律、脉搏、血压及药物不良反应。如在用药后无其他原因出现了新的心律失常或原有心律失常加重，一般认为系抗心律失常药物所致。常用抗心律失常药物的副作用如下。

1)奎尼丁对心脏的毒性反应较严重，每次用药前应测血压，听心率和节律。如有血压下降、心率变慢或心律不规则时，应暂停给药。如 QRS 波群增宽 50%，Q-T 间期延长或室性心动过速，甚至心室颤动而发生晕厥，应做紧急处理。此外还应注意有无头晕、耳鸣、皮疹和血小板减少等，约 30% 的病人因不良反应而停药。

2)普鲁卡因胺：副作用与奎尼丁相似，但较轻，长期应用可有红斑狼疮样改变。

3)利多卡因：为较安全有效的药物，其副作用与血浆浓度过高有关，如剂量过大，可引起头晕、眩晕、意识模糊、抽搐和呼吸抑制、窦性心动过缓、房室传导阻滞、低血压等。

4)苯妥英钠：用药期间应注意白细胞变化。此外静脉注射时勿将药物注射到皮下，以免组织坏死。

5)美西律：副作用有头晕、恶心、手颤、视力模糊等。

6)胺碘酮：对窦房结及房室结均有抑制作用，可致心动过缓，大剂量可致房室传导阻滞。其他副作用还有恶心呕吐等。因其含碘，长期应用者应观察甲状腺功能。

7)维拉帕米：可致血压下降、心动过缓、恶心、呕吐、皮疹等。

8)普萘洛尔：可引起心动过缓、低血压，不宜与维拉帕米、胺碘酮合用。并可诱发支气管哮喘。

4.对症护理　吸氧可改善心排血量、减轻机体缺氧，尤其是保护大脑功能。立即建立静脉通道，准备好抗心律失常药物、其他抢救药品及除颤器、临时起搏器等。对发生室颤者，即使当时无医师在场，护士也应立即使用除颤器为病人施行非同步直流电除颤或胸外心脏按压。

5.心理护理　鼓励病人说出自己的心理感受，给予耐心的解释安慰，说明心律失常是可以治愈的，消除病人的焦虑与恐惧心理，稳定的情绪和平静的心态对心律失常的治疗是必不可少的。要加强床边巡视，以增加病人的安全感，使其乐于接受和配合治疗。

(五)健康教育

1.积极防治原发疾病，避免各种诱因如发热、疼痛、寒冷、饮食不当等，向病人及家属讲解心律失常的基本知识，重点是病因、诱因及预防知识。

2.适当的休息与活动，注意生活规律、情绪稳定、劳逸结合，戒烟、酒、咖啡、浓茶。

3.指导病人选择高蛋白、高维生素食物，多食蔬菜、水果、低脂及低盐饮食，少量多餐，避免饱食、刺激性饮料，保持大便通畅。

4.有晕厥史的病人应避免从事高危险性工作。

5.教会病人自测脉搏和听心律的方法，以利于自我监测病情。向病人及家属阐明按医嘱服药的重要性，不可自行减量或撤换药，如有不良反应应及时就医。

第六节　胃炎患者的护理

胃炎是指由各种病因引起的胃黏膜炎症,常伴有上皮损伤和细胞再生,是最常见的消化系统疾病之一。胃炎的分类方法众多,然而尚无一种分类方法与其病理生理完全吻合。临床上按发病的缓急和病程的长短,一般将胃炎分为急性胃炎与慢性胃炎 2 大类型。

一、急性胃炎

急性胃炎是指胃黏膜的急性炎症,起病比较急,常表现为上腹部不适等症状;内镜检查可见胃黏膜有充血、水肿、糜烂、出血等改变,甚至一过性浅表溃疡形成。按病因和病理变化不同,急性胃炎可分为急性单纯性胃炎、急性糜烂出血性胃炎、急性腐蚀性胃炎、急性化脓性胃炎等。急性单纯性胃炎是指主要为理化因素和感染引起的胃黏膜急性炎症;急性糜烂出血性胃炎,是以胃黏膜多发性糜烂为特征的急性胃黏膜病变,常伴有胃黏膜出血和一过性浅表溃疡形成。临床上比较常见的是急性单纯性胃炎和急性糜烂出血性胃炎,为重点讨论内容。

(一)护理评估

1.致病因素

(1)感染:为急性单纯性胃炎的常见病因,多由进食被细菌和细菌毒素污染的食物而发病。常见致病菌为沙门菌、嗜盐菌、致病性大肠埃希菌和金黄色葡萄球菌及肉毒杆菌毒素,伴肠道感染时称为急性胃肠炎。

(2)理化因素:进食过热、过冷、过于粗糙的食物、浓茶、浓咖啡、辣椒、烈酒等,服用某些药物如阿司匹林、吲哚美辛、铁剂或氯化钾口服液等,均可破坏胃黏膜屏障,造成胃黏膜损伤和炎症,引起急性单纯性或糜烂出血性胃炎。

(3)应激:严重创伤、大面积烧伤、大手术、严重的脏器病变、颅内病变、败血症等,可使胃黏膜缺血、缺氧、黏液和碳酸氢盐分泌减少,导致胃黏膜屏障破坏和 H^+ 反弥散进入黏膜,引起胃黏膜糜烂和出血。

(4)其他:精神因素、胃区放射治疗、机体变态反应等,亦可引起急性胃炎。

2.身体状况　起病急,症状轻重不一,不同类型的急性胃炎临床表现也不同。

(1)急性单纯性胃炎:由感染因素所致者,多在进食被污染食物 24h 内发病。主要表现为上腹不适、疼痛、食欲减退、恶心、呕吐。由沙门菌、金葡菌及其毒素致病者起病更快,病情较重,多伴有水样腹泻、畏寒、发热,严重者有脱水、酸中毒或休克等。

(2)急性糜烂出血性胃炎:轻者大多无明显症状,或仅有上腹不适、腹部隐痛、腹胀、食欲减退等消化不良的表现;重者常伴有消化道出血症状,多以突发呕血和(或)黑粪而就诊,护理体检可发现上腹部有不同程度的压痛。

3.心理社会状况　由于急性起病,或有上腹不适、腹泻、脱水、呕血、黑粪等表现,会使患者产生紧张、焦虑、恐惧情绪。

4.实验室及其他检查

(1)血象:由细菌感染者白细胞轻度增加;急性糜烂性胃炎出亦量大者,红细胞和血红蛋白下降。

(2)粪便检查:有胃黏膜出血者粪便隐血试验阳性。

(3)细菌培养:由感染所致者呕吐物、粪便可发现致病菌。

(4)纤维胃镜检查:宜在消化道出血发生后24～48h内进行,因为病变(尤其是非甾体类抗炎药或乙醇引起者)可在短期内消失。镜下可见以弥漫分布的多发性糜烂、出血灶和浅表溃疡为特征的急性胃黏膜损害。本病的确诊有赖于急诊胃镜检查。

(二)护理诊断及医护合作性问题

1.营养失调,低于机体需要量　与食欲缺乏、消化不良、呕吐等有关。

2.焦虑　与消化道出血有关。

3.潜在并发症　上消化道大量出血。

4.知识缺乏　缺乏有关本病的病因及防治知识。

(三)治疗及护理措施

1.治疗要点

(1)积极消除病因和治疗原发病。

(2)抗生素的应用:一般不需使用。细菌感染致发热和血液白细胞总数增高者,可选用吡哌酸、氨苄西林、庆大霉素、呋喃唑酮等,口服或静脉滴注。

(3)对症治疗:腹痛者可给阿托品或山莨菪碱;脱水时,注意补充水和电解质,根据情况补碱,纠正酸中毒;有呕血、黑粪时,按上消化道大量出血治疗原则采取综合性措施进行处理。

(4)其他治疗:使用 H_2 受体拮抗药、质子泵抑制药抑制胃酸分泌,或用硫糖铝和米索前列醇等保护胃黏膜。

2.护理措施

(1)病情观察:密切观察患者有无上腹不适、腹部隐痛、腹胀、食欲减退等消化不良的表现;注意有无呕血和(或)黑粪等上消化道出血征象;评估粪便检查和纤维胃镜检查结果,以便及时了解病情变化。

(2)生活护理:①休息与活动。提供安静、舒适的环境,减少活动量,急性应激引起者应卧床休息;关心、安慰患者,保证身心得以充分的松弛和休息。②饮食护理。进食应定时、有规律,少食多餐,不可暴饮暴食;一般进少渣、温热、半流质饮食;如有少量出血可给予牛奶、米汤等流质饮食中和胃酸,有利于胃黏膜的修复;急性大出血或呕吐频繁时应禁食;疾病恢复期鼓励患者进食有营养、易消化的软食。

(3)药物治疗的护理:禁用或慎用对胃黏膜有刺激的药物,如阿司匹林、吲哚美辛等;指导患者正确服用抑制胃酸分泌和保护胃黏膜的药物;对呕吐频繁、出血量大者,应立即建立静脉通路,按医嘱输液、补充电解质,必要时输血,以保证患者的有效循环血容量。

(4)健康指导:向患者及家属宣传急性胃炎的有关知识、预防措施和护理要点等;指导患者注意饮食卫生,防止病从口入,不吃腐烂、霉变的食物;规律进食,避免过冷、过热、辛辣等刺激性食物,忌浓茶、咖啡等饮料,戒除烟酒;慎用对胃有刺激的药物;生活规律,保持轻松愉快的心情。

二、慢性胃炎

慢性胃炎是指由多种原因引起的胃黏膜慢性炎症。其发病率在各种胃病中居首位,男性多于女性,各个年龄段均可发病,且随年龄增长发病率逐渐增高。慢性胃炎的分类方法很多,2000 年全国慢性胃炎研讨会共识意见中采纳了国际上新悉尼系统的分类方法,将慢性胃炎分为浅表性(又称非萎缩性)、萎缩性和特殊类型3大类。慢性浅表性胃炎是指不伴有胃黏膜萎缩性改变的慢性炎症,幽门螺杆菌感染是其主要病因;慢性萎缩性胃炎是指胃黏膜已经发生了萎缩性改变,常伴有肠上皮化生,又分为多灶萎缩性胃炎和自身免疫性胃炎2大类;特殊类型胃炎种类很多,临床上较少见。

(一)护理评估

1.致病因素

(1)幽门螺杆菌感染:是慢性浅表性胃炎最主要的病因。幽门螺杆菌具有鞭毛,其分泌的黏液素可直接侵袭胃黏膜,释放的尿素酶可分解尿素产生 NH_3 中和胃酸,从而既有利于幽门螺杆菌在胃黏膜定居和繁殖,又损伤上皮细胞膜;幽门螺杆菌产生的细胞毒素还可引起炎症反应和菌体壁诱导自身免疫反应的发生,导致胃黏膜慢性炎症。

(2)饮食因素:高盐饮食、长期饮烈酒、浓茶、咖啡,摄取过热、过冷、过于粗糙的食物等,均易引起慢性胃炎。

(3)自身免疫:患者血液中存在自身抗体,如抗壁细胞抗体和抗内因子抗体,可使壁细胞数目减少,胃酸分泌减少或缺失,还可使维生素 B_{12} 吸收障碍导致恶性贫血。

(4)其他因素:各种原因引起的十二指肠液反流入胃,削弱或破坏胃黏膜的屏障功能;老年胃黏膜退行性病变;胃黏膜营养因子缺乏,如胃泌素缺乏;服用非甾体类抗炎药等,均可引起慢性胃炎。

2.身体状况　慢性胃炎起病缓慢,病程迁延,常反复发作,缺乏特异性症状。由幽门螺杆菌感染引起的慢性胃炎患者多数无症状;部分患者有上腹不适、腹部隐痛、腹胀、食欲减退、恶心和呕吐等消化不良的表现;少数患者可有少量上消化道出血;自身免疫性胃炎患者可出现明显厌食、体重减轻和贫血。体格检查可有上腹部轻压痛。

3.心理社会状况　病情反复、病程迁延不愈可使患者出现烦躁、焦虑等不良情绪。

4.实验室及其他检查

(1)胃镜及活组织检查:是诊断慢性胃炎最可靠的方法。慢性浅表性胃炎可见红斑(点、片状或条状)、黏膜粗糙不平、出血点或出血斑;慢性萎缩性胃炎可见黏膜呈颗粒状、黏膜血管显露、色泽灰暗、皱襞细小。

(2)幽门螺杆菌检测:可通过侵入性(如快速尿素酶试验、组织学检查和幽门螺杆菌培养等)和非侵入性(如 13C 或 14C 尿素呼气试验、粪便幽门螺杆菌抗原检测和血清学检查等)方法检测幽门螺杆菌。

(3)胃液分析:自身免疫性胃炎时,胃酸缺乏;多灶萎缩性胃炎时,胃酸分泌正常或偏低。

(4)血清学检查:自身免疫性胃炎时,血清抗壁细胞抗体和抗内因子抗体可呈阳性,血清胃泌素水平明显升高;多灶萎缩性胃炎时,血清胃泌素水平正常或偏低。

(二)护理诊断及医护合作性问题

1.疼痛　腹痛与胃黏膜炎性病变有关。

2.营养失调,低于机体需要量　与厌食、消化吸收不良等有关。

3.焦虑　与病情反复、病程迁延有关。

4.潜在并发症　癌变。

5.知识缺乏　缺乏对慢性胃炎病因和预防知识的了解。

(三)治疗及护理措施

1.治疗要点 治疗原则是积极祛除病因,根除幽门螺杆菌感染,对症处理,防治癌前病变。

(1)病因治疗

根除幽门螺杆菌感染:目前多采用的治疗方案是以胶体铋剂或质子泵抑制药为基础加上2种抗生素的三联治疗方案。如常用奥美拉唑或枸橼酸铋钾,与阿莫西林及甲硝唑或克拉霉素3种药物联用,2周为1个疗程。治疗失败后再治疗比较困难,可换用2种抗生素,或采用胶体铋剂和质子泵抑制药合用的四联疗法。

其他病因治疗:因非甾体类抗炎药引起者,应立即停药并给予制酸药或硫糖铝;因十二指肠液反流引起者,应用硫糖铝或氢氧化铝凝胶吸附胆汁;因胃动力学改变引起者,应给予多潘立酮或莫沙必利等。

(2)对症处理:有胃酸缺乏和贫血者,可用胃蛋白酶合剂等以助消化;对于上腹胀满者,可选用胃动力药、理气类中药;有恶性贫血时可肌内注射维生素 B_{12}。

(3)胃黏膜异型增生的治疗:异型增生是癌前病变,应定期随访,给予高度重视。对不典型增生者可给予维生素 C、维生素 E、β-胡萝卜素、叶酸和微量元素硒预防胃癌的发生;对已经明确的重度异型增生可手术治疗,目前多采用内镜下胃黏膜切除术。

2.护理措施

(1)病情观察:主要观察有无上腹不适、腹胀、食欲减退等消化不良的表现;观察腹痛的部位、性质,呕吐物与大便的颜色、量及性状;评估实验室及胃镜检查结果。

(2)饮食护理

营养状况评估:观察并记录患者每日进餐次数、量和品种,以了解机体的营养摄入状况。定期监测体重,监测血红蛋白浓度、血清蛋白等有关营养指标的变化。

制定饮食计划:①与患者及其家属共同制定饮食计划,以营养丰富、易消化、少刺激为原则。②胃酸低者可适当食用刺激胃酸分泌或酸性的食物,如浓肉汤、鸡汤、山楂、食醋等;胃酸高者应指导患者避免食用酸性和多脂肪食物,可进食牛奶、菜泥、面包等。③鼓励患者养成良好的饮食习惯,进食应规律,少食多餐,细嚼慢咽。④避免摄入过冷、过热、过咸、过甜、辛辣和粗糙的食物,戒除烟酒。⑤提供舒适的进餐环境,改进烹饪技巧,保持口腔清洁卫生,以促进患者的食欲。

(3)药物治疗的护理:严格遵医嘱用药,注意观察药物的疗效及不良反应。

枸橼酸铋钾:宜在餐前半小时服用,因其在酸性环境中方起作用;服药时要用吸管直接吸入,防止将牙齿、舌染黑;部分患者服药后出现便秘或黑粪,少数患者有恶心、一过性血清转氨酶升高,停药后可自行消失,极少数患者可能出现急性肾衰竭。

抗菌药物:服用阿莫西林前应详细询问患者有无青霉素过敏史,用药过程中要注意观察有无过敏反应的发生;服用甲硝唑可引起恶心、呕吐等胃肠道反应及口腔金属味、舌炎、排尿困难等不良反应,宜在餐后半小时服用。

多潘立酮及西沙必利:应在餐前服用,不宜与阿托品等解痉药合用。

(4)心理护理:护理人员应主动安慰、关心患者,向患者说明不良情绪会诱发和加重病情,经过正规的治疗和护理慢性胃炎可以康复。

(5)健康指导:向患者及家属介绍本病的有关知识、预防措施等;指导患者避免诱发因素,保持愉快的心情,生活规律,养成良好的饮食习惯,戒除烟酒;向患者介绍服用药物后可能出现的不良反应,指导患者按医嘱坚持用药,定期复查,如有异常及时复诊。

第七节　肝硬化患者的护理

肝硬化是一种由不同病因引起的慢性、进行性、弥漫性肝病。病理特点为广泛的肝细胞变性坏死、再生结节形成、结缔组织增生及纤维化,导致正常肝小叶结构破坏和假小叶形成,致使肝内血液循环紊乱,加重肝细胞营养障碍,肝脏逐渐变形、变硬而发展为肝硬化。临床上以肝功能损害和门静脉高压为主要表现,晚期常出现消化道出血、肝性脑病等严重并发症。我国肝硬化发病高峰年龄为 35～48 岁,男性多见,男女比例为(3.6～8):1。

一、护理评估

(一)致病因素

1.病毒性肝炎　是我国肝硬化最常见的病因,主要为乙型、丙型和丁型肝炎病毒重叠感染,通常经过慢性肝炎阶段演变而来,称为肝炎后肝硬化。

2.酒精中毒　长期大量饮酒,每日摄入乙醇 80g 达 10 年以上者,乙醇及其中间代谢产物(乙醛)的毒性作用,引起酒精性肝炎,继而发展为肝硬化。

3.胆汁淤积　持续肝内胆汁淤积或肝外胆管阻塞时,可引起胆汁性肝硬化。

4.药物或化学毒物　长期服用对肝脏有毒的药物,如双醋酚汀、甲基多巴等,或长期接触某些化学毒物,如磷、砷、四氯化碳等,可引起中毒性肝炎,最终演变为肝硬化。

5.其他因素　循环障碍、日本血吸虫病、遗传、营养障碍、免疫紊乱等也可引起肝硬化。部分病例发病原因一时难以确定,称为隐源性肝硬化。

(二)身体状况

肝硬化起病隐匿,病情进展较缓慢,可潜伏 3～5 年甚至 10 年以上,病程长。少数患者在短期内因大片肝坏死,3～6 个月即发展成肝硬化。临床上分为肝功能代偿期和失代偿期,但两期界限常不明显。

1.肝功能代偿期　此期症状轻,缺乏特异性。乏力、食欲缺乏出现较早且较突出,可伴有恶心、呕吐、厌油腻、上腹不适、轻微腹泻等。上述症状多呈间歇性,常因劳累而出现,经休息或治疗后可缓解。患者营养状况一般或消瘦,肝轻度大、质地偏硬,脾轻至中度大。此期肝功能检查结果多正常或轻度异常。

2.肝功能失代偿期　症状明显,主要为肝功能减退和门静脉高压两大类表现。

(1)肝功能减退的临床表现

全身症状:患者一般情况及营养状况较差,消瘦乏力,精神不振,皮肤干枯粗糙,面色黝黑无光泽(肝病面容),还可有不规则低热、夜盲、舌炎、口角炎、水肿等表现。

消化系统症状:食欲缺乏最常见,甚至厌食,进食后上腹饱胀明显,可伴有恶心、呕吐、腹痛,进油腻肉食易引起腹泻。上述症状的产生与肝硬化门脉高压时胃肠道淤血水肿、消化吸收功能紊乱和肠道菌群失调等有关。肝细胞进行性或广泛坏死时可出现黄疸。

出血倾向和贫血:常有鼻出血、牙龈出血、皮肤紫癜和胃肠道出血等倾向,系肝脏合成凝血因子减少、脾功能亢进和毛细血管脆性增加所致。部分患者出现不同程度的贫血,多由营养不良、脾功能亢进、肠道吸收障碍等因素引起。

内分泌紊乱:肝功能减退时,肝脏对雌激素、醛固酮和抗利尿激素的灭活能力减弱而致其增多。①雌激素增多。男性患者表现为性欲减退、乳房发育、睾丸萎缩、毛发脱落等;女性患者有月经失调、闭经、不孕等表现。部分患者还可出现蜘蛛痣和肝掌。②醛固酮增多和抗利尿激素增多。可致钠水潴留、尿少、水肿和腹水的形成。

(2)门静脉高压的临床表现:脾大、侧支循环的建立与开放、腹水是门静脉高压症的3大临床表现。

脾大:脾因长期淤血而增大,多为轻、中度大,部分可为巨脾。晚期脾大常伴有白细胞、红细胞和血小板计数减少,称为脾功能亢进。上消化道大量出血时,脾脏可暂时缩小,甚至触不到,待出血停止并补足血容量后,脾脏再度增大。

侧支循环的建立与开放:由于门静脉压力增高,消化器官和脾的回心血液流经肝脏受阻,导致门静脉与腔静脉之间建立门一体侧支循环,重要的有3条。①食管下段和胃底静脉曲张。常因粗硬食物机械损伤、胃酸反流腐蚀损伤或腹内压突然增高,使曲张静脉破裂致上消化道出血,出现呕血、黑粪甚至休克等表现。②腹壁静脉曲张。在脐周与腹壁可见纡曲的静脉,以脐为中心向上及下腹延伸,呈水母头状。③痔静脉曲张。可形成痔核,破裂时引起便血。

腹水:腹水是肝硬化最突出的临床表现。形成的主要因素有①门静脉压力增高,使组织液回吸收减少而漏入腹腔。②低蛋白血症,使血浆胶体渗透压下降,血液成分外渗。③肝静脉回流受阻,肝内淋巴液生成过多,超过了胸导管的引流能力,进入腹腔。④继发性醛固酮及抗利尿激素分泌增多,使钠水重吸收增加。⑤有效循环血容量不足,导致肾血流量、排钠和排尿量减少。患者表现为腹胀,大量腹水时腹部膨隆如蛙腹,出现呼吸困难、心悸或脐疝,部分患者可伴有胸腔积液。

(3)肝脏情况:早期肝脏增大,表面尚平滑,质地中等硬度;晚期肝脏缩小,表面可呈结节状,质地坚硬。一般无压痛,但在肝细胞进行性坏死或炎症时可有轻压痛。

3.并发症

(1)上消化道出血:为最常见的并发症,多由食管下段或胃底静脉曲张破裂引起,常突然发生大量呕血或黑粪,可导致出血性休克或诱发肝性脑病,病死率高。

(2)肝性脑病:为最严重的并发症,也是最常见的死亡原因。

(3)感染:由于抵抗力低下,易并发细菌感染,如肺炎、胆道感染、大肠埃希菌败血症及自发性腹膜炎等。

(4)肝肾综合征:又称功能性肾衰竭,系肝硬化大量腹水时,有效循环血容量不足和肾内血流重新分布,肾皮质血流量和肾小球滤过率下降等因素引起,表现为自发性少尿或无尿、氮质血症、稀释性低钠血症和低尿钠,但肾脏无明显器质性损害。

(5)原发性肝癌:若患者短期内出现肝脏迅速增大、持续性肝区疼痛、血性腹水、不明原因的发热等,应考虑并发原发性肝癌,需做进一步检查。

(6)电解质和酸碱平衡紊乱:长期进食不足、呕吐腹泻、长期利尿和大量放腹水、抗利尿激素和醛固酮增多等可致低钠血症、低钾低氯血症和代谢性碱中毒。

(三)心理社会状况

肝硬化是慢性病,预后差,需要长期治疗。不仅影响工作或学习,而且加重家庭经济负担,会使患者产生焦虑、抑郁、悲观和绝望等情绪。

（四）实验室及其他检查

1.血常规　代偿期多正常,失代偿期有轻重不等的贫血。当脾功能亢进时,白细胞、红细胞、血小板计数均减少。

2.肝功能检查　代偿期大多正常或有轻度异常;失代偿期多有转氨酶轻、中度增高,血浆清蛋白降低、球蛋白升高,清/球蛋白比例降低或倒置,凝血酶原时间延长;重症者血清胆红素有不同程度增高。

3.腹水检查　腹水一般为漏出液,并发自发性腹膜炎时腹水为渗出液;血性腹水要高度怀疑癌变。

4.其他检查　X线钡剂检查可观察食管-胃底静脉曲张的分布及形状;超声可显示肝脾大小和外形,门静脉高压时可见门静脉、脾静脉内径增宽,腹水时可见液性暗区;肝穿刺活检可帮助确诊和判断预后;内镜检查可观察曲张静脉的分布和程度,并可进行止血治疗。

二、护理诊断及医护合作性问题

1.营养失调,低于机体需要量　与肝功能减退、门静脉高压引起食欲缺乏、消化和吸收障碍有关。

2.体液过多　与肝功能减退、门静脉高压引起钠水潴留有关。

3.有皮肤完整性受损的危险　与营养不良、水肿、皮肤干燥、瘙痒、长期卧床有关。

4.焦虑　与担心疾病预后、经济负担重有关。

5.潜在并发症　上消化道出血、肝性脑病、感染、肝肾综合征、原发性肝癌、电解质和酸碱平衡紊乱等。

6.知识缺乏　缺乏肝硬化防治的相关知识。

三、治疗及护理措施

（一）治疗要点

本病尚无特效治疗措施,关键在于早期发现、及早治疗。失代偿期主要是对症治疗、改善肝功能和处理并发症,有手术适应证者慎重择机进行手术治疗。

1.一般治疗

肝硬化代偿期患者可服用抗纤维化的药物（如秋水仙碱）及中药;不宜滥用护肝药物,必要时可选择使用维生素 B、维生素 C、维生素 E、维生素 K 等;避免应用对肝有损害的药物。失代偿期患者食欲缺乏、进食少,且常有恶心、呕吐,应静脉输液以补充热量,病情较重者应补充氨基酸、清蛋白等,并注意维持水、电解质和酸碱平衡。

2.腹水的治疗

（1）限制钠、水的摄入:腹水患者每日摄入钠盐 500～800mg（氯化钠 1.2～2.0g）;进水量限制在 1000ml/d 左右,如有显著低钠血症,则应限制在 500ml 以内。

（2）增加钠、水的排出

利尿药:通常应用的有保钾利尿药（如螺内酯、氨苯蝶啶）与排钾利尿药（如呋塞米、氢氯噻嗪）两种。利尿药治疗剂量不宜过大,利尿速度不宜过快,以免诱发肝性脑病、肝肾综合征等。

放腹水、输注清蛋白:对于难治性腹水患者,可每次放腹水 4000～6000ml,也可一次放10000ml,同时静脉输注清蛋白 40～60g,治疗效果优于大剂量应用利尿药,且并发症少。

提高血浆胶体渗透压:每周定期输注血浆、鲜血或清蛋白,可促进腹水的消退。

腹水浓缩回输:是治疗难治性腹水的较好方法。放出腹水 5000～10000ml,通过浓缩处理(超滤或透析)成 500ml,再静脉回输,从而减轻钠、水潴留,但有感染的腹水不可回输。

减少腹水生成、增加去路:如胸导管-颈内静脉吻合术,可减少腹水的来源;腹腔-颈静脉引流术,可将腹水引入上腔静脉。

3.并发症的治疗

自发性腹膜炎的治疗主要是尽早、足量、联合使用抗生素,如胺苄西林、头孢曲松、头孢噻肟钠、头孢哌酮、环丙沙星等,选择 2～3 种联合应用,疗程不少于 2 周。

4.手术治疗

经颈静脉肝内门体分流术,可有效降低门静脉压力、消除脾功能亢进;肝移植手术是治疗晚期肝硬化和肝肾综合征的最佳方法。

(二)护理措施

1.病情观察观察患者全身营养状况,有无鼻出血、牙龈出血、皮肤黏膜出血等;严格记录出入液量,定期测量腹围和体重,以了解腹水的消长情况;监测血清电解质和酸碱度的变化,观察有无水、电解质和酸碱平衡紊乱;注意患者有无上消化道出血、肝性脑病、感染等并发症的征象,一旦发现,及时通知医师,并做好协助处理工作。

2.生活护理

(1)休息与活动:应根据病情适当安排休息和活动。代偿期患者可参加轻体力工作,避免过度疲劳;失代偿期患者以休息为主,适当活动,以不感到疲劳、不加重症状为度。

(2)饮食护理:以高热量、高蛋白、高维生素、清淡易消化为原则,并根据病情及时调整。①蛋白质。是肝细胞修复和维持血浆清蛋白正常水平的重要物质基础,应保证其摄入量(每日每千克体重 1～1.5g),蛋白质来源以豆制品、鸡蛋、牛奶、鱼、鸡肉、猪瘦肉为主。血氨升高时应限制或禁食蛋白质。②避免损伤曲张静脉。食管-胃底静脉曲张者应进软食,避免粗糙和坚硬的食物,进餐时细嚼慢咽。药物应磨成粉末,以防损伤曲张的静脉导致消化道出血。

3.腹水的护理

(1)安排适宜的体位:少量腹水者尽量取平卧位、抬高下肢,以增加肝肾血流量,改善肝细胞的营养,提高肾小球滤过率;大量腹水者可取半卧位,以使膈下降,利于呼吸运动,减轻呼吸困难和心悸。

(2)控制水和钠的摄入:腹水者应限盐、限水(详见腹水治疗),告知患者尽量少食用高钠食物,如咸肉、酱菜、酱油、罐头食品等,可适量添加柠檬汁、食醋等调味,以增进患者食欲。

(3)药物治疗的护理:使用利尿药时,应注意维持水、电解质和酸碱平衡,尤其是血钾水平。利尿速度不宜过快,以每周体重减轻不超过 0.5kg 为宜。

(4)皮肤护理:保持皮肤清洁,沐浴时水温不宜过高,避免刺激性的皂类和沐浴液,沐浴后使用性质温和的护肤品,以减轻皮肤干燥和瘙痒。皮肤瘙痒者,给予止痒处理,勿用手抓挠,防止损伤皮肤。衣服宜宽大、舒适,床铺平整、干燥,定时更换体位、按摩等,防止压疮的发生。

(5)腹腔穿刺放腹水的护理:协助医生做好术前准备工作,术中及术后注意监测生命体征,观察有无不适反应。

4.心理护理

护理人员应充分理解、关心患者,并指导家属在情感和经济上给予支持,以减轻心理压力;鼓励患者树立战胜疾病的信心和勇气,保持愉快心情,积极配合治疗和护理。

5.健康指导

(1)疾病知识指导:向患者及家属介绍肝硬化的有关知识,避免病因和诱发因素;教会患者识别并发症的先兆表现,及早发现、及时就诊。

(2)生活指导:指导患者生活起居要有规律,保证充足的休息和睡眠;向患者和家属说明饮食治疗的重要意义及原则,严格遵循饮食计划。

(3)用药指导:指导患者严格遵医嘱用药,避免服用对肝脏有损害的药物;教会患者观察药物的疗效和不良反应,如服用利尿药时出现软弱无力、心悸等症状时,提示低钠、低钾血症,应及时就医。

第八节　脑血管疾病患者的护理

脑血管疾病(CVD)是由于各种血管源性脑病变引起的脑功能障碍。根据神经功能缺失的时间可将脑血管疾病分为短暂性脑缺血发作(不足 24 小时)和脑卒中(超过 24 小时);根据病理性质可分为缺血性脑卒中和出血性脑卒中,前者又称为脑梗死,包括脑血栓形成和脑栓塞,后者包括脑出血和蛛网膜下腔出血。CVD 是神经系统的常见病和多发病,死亡率约占所有疾病的 10%,已成为重要的严重致残疾病。

一、短暂性脑缺血发作患者的护理

短暂性脑缺血发作(TIA)是指颈动脉或椎-基底动脉系统短暂性供血不足,引起的短暂性、局限性、反复发作的脑功能缺损或视网膜功能障碍。临床症状多在 1 小时内可缓解,最长不超过 24 小时,影像学检查无责任病灶。

(一)专科护理

1.护理要点

向患者讲解疾病的发病特点,指导患者活动时注意安全,避免单独行动,防止发生外伤。告知患者疾病的危害:如果控制不好,TIA 将会进展为脑梗死,使患者从思想上真正重视疾病。

2.主要护理问题

(1)知识缺乏:缺乏疾病相关知识。

(2)有跌倒的危险:与突发的一过性失明、跌倒发作及眩晕有关。

(3)潜在并发症:脑卒中。

3.护理措施

(1)疾病知识指导:向患者讲解疾病的病因、常见临床症状、诱因、治疗方法及自我护理知识。通过耐心地讲解,帮助患者了解疾病的相关用药知识及疾病的预后,让患者既不过分担忧疾病,又不放松对疾病的警惕,帮助患者寻找和去除自身的危险因素,积极治疗相关疾病,改变不良生活方式,建立良好的生活习惯。

(2)饮食指导:让患者了解肥胖、吸烟、酗酒及饮食因素与脑血管疾病的关系。指导患者进食低糖、低盐、低脂、低胆固醇和富含不饱和脂肪酸、蛋白质、纤维素的食物,多食含钾丰富的食物,多吃水果、蔬菜,戒烟限酒,规律饮食,避免过饥、过饱。

(3)用药指导:指导患者遵从医嘱正确服药,并注意观察药物的不良反应。如抗凝治疗时应密切观察有无牙龈出血、皮下出血、黏膜出血等表现,是否出现血尿,同时应定期检查血常规;告知患者使用降压药物时,血压降至理想水平后应继续就医,遵医嘱服用维持量,以保持血压的相对稳定;对无症状的患者更应该强调用药的重要性,使其认识到不遵医嘱行为将导致的严重危害。

(4)安全指导:向患者讲解疾病的发作特点,尤其对于频繁发作的患者,应避免重体力劳动,避免单独外出、如厕、沐浴。改变体位时、转头时速度宜慢,幅度宜小,防止诱发 TIA。

(二)健康指导

1.疾病知识指导

(1)TIA 是指各种脑血管病变引起的短暂性、局限性、反复发作的脑功能缺损或视网膜功能障碍。临床症状多在 1 小时内可缓解,最长不超过 24 小时,影像学检查无责任病灶。

(2)TIA 发生的主要原因有动脉粥样硬化、血流动力学改变及血液成分改变等。心源性栓子、动脉粥样硬化的斑块脱落,在血流中形成微栓子,随血流到小动脉而堵塞血管,出现脑局部供血不足,而随着斑块的破裂或溶解,症状缓解。此型 TIA 发作频度低,但症状多样,每次发作持续时间长,可持续 2 小时。还有脑动脉完全狭窄或闭塞,当某些原因使血压急剧波动时,侧支循环短时间内无法建立,则会发生该处脑组织的供血不足。还有一些血液系统疾病,如血小板增多、严重贫血以及各种原因导致的血液的高凝状态等也可导致 TIA 的发病。

(3)TIA 的特点是急性发病,每次发作时间短,最长不超过 24 小时,反复发作,且每次发作症状相似,不遗留视网膜或脑神经功能障碍。根据其缺血部位不同,临床症状多样,表现为肢体的偏瘫、偏身感觉障碍、失语,双下肢无力、视力障碍、眩晕、复视、跌倒发作等。

(4)TIA 主要的辅助检查有 CT 或 MRI,但结果大多正常,血常规、凝血常规、生化检查也是必要的。

(5)TIA 确诊后需针对病因治疗,治疗心律失常,控制血压、糖尿病、高脂血症、血液系统疾病等。日常活动中要防止颈部活动过度等诱发因素。药物治疗可选择抗血小板凝集药物,对预防复发有一定的作用。对于发作时间较长、频繁发作且逐渐加重,同时无明显的抗凝治疗禁忌证者进行抗凝治疗,主要药物有肝素(heparin)、低分子肝素、华法林等。

2.饮食指导

(1)每日食盐摄入量应在 6g 以下,对于高血压患者则控制在 3g 以下,防止食盐摄入过多导致血压升高。

(2)以清淡饮食为主,多食用豆类、植物油、粗粮、蔬菜、水果等,适量进食瘦肉、牛奶,对于体重超标的患者,建议减肥,并控制体重。

(3)糖尿病患者忌食糖及含糖较多的糕点、水果、罐头等,严格控制血糖,因为糖尿病可以导致脑动脉硬化提前发生。

(4)调整饮食,降低胆固醇的摄入量,每日不超过三个蛋黄,少食动物内脏。

(5)戒烟限酒,烟酒可以导致高血压或使血压升高,但提示戒烟、限酒需要一个过程,防止突然戒断导致不良反应的发生。

3.日常活动指导

(1)适当的户外活动,如快走、慢跑、散步等,每次 30～40 分钟,以不感到疲劳和紧张为原则。

(2)打太极拳、垂钓、登山等,可以缓解头晕、头痛的症状,同时也可以促进血液循环。

(3)每日静坐冥思1~2次,每次30分钟左右,排除杂念,放松身心,有助于缓解神经性头痛,降低血压。

4.日常生活指导

(1)出现头晕、头痛、复视及恶心呕吐症状的,患者要及时就医,以卧床休息为主,注意枕头不宜太高,以免影响头部的血液供应。在仰头或头部转动时动作缓慢,幅度不可过大,防止因颈部活动过度或过急导致TIA发作而跌伤。变换体位时动作要轻慢,以免诱发眩晕而增加呕吐次数。尽量避免患者单独活动,以免发生意外伤害。

(2)心烦、耳鸣、急躁易怒、失眠多梦的患者要多注意休息,睡前避免服用一些易导致兴奋的饮料,如咖啡、浓茶等。

(3)记忆力减退,注意力不集中,常有健忘发生的患者,身边应常备纸笔以便随时记录一些重要事情,以免再次发生遗忘。

(4)TIA频繁发作的患者应避免重体力劳动,要重视疾病的危险性:必要时在如厕、洗浴及外出活动时均要有家属陪伴,以免发生意外。

(5)出院后定期门诊随访,动态了解血压、血脂、血糖和心脏功能,预防并发症和TIA的复发。

5.用药指导

(1)遵医嘱正确服药,不可以随意更改药品的种类、剂量、时间、用法,甚至终止服药。

(2)因抗凝治疗会导致皮肤有出血点,个别患者还会有消化道的出血,所以在用药时要严密观察有无出血倾向。

(3)在使用阿司匹林或奥扎格雷等抗血小板凝集药物治疗时,可出现食欲缺乏、皮疹或白细胞减少等不良反应,所以一定要严格遵医嘱用药。

6.保持心态平衡

(1)积极调整心态,稳定情绪,培养自己的兴趣爱好。

(2)建议多参加一些文体活动以陶冶心情,丰富个人生活。

(3)增强脑的思维活动,但要做到劳逸结合。

7.预防复发

(1)遵医嘱正确用药。

(2)定期复诊,监测血压、血脂等,保持情绪稳定,避免生气、激动、紧张。适当体育活动,如散步、太极拳等。

(三)循证护理

TIA是脑卒中的重要危险因素,调查显示:因TIA急诊入院的患者中约有50%的患者在48小时会发生脑卒中,约10.5%的患者在90天内会发生脑卒中。而TIA是脑卒中的可控制的危险因素。所以做好TIA患者的健康教育,控制TIA的发作,是降低脑卒中发病率的重要手段。良好的健康教育可以控制TIA发病率,对于TIA的患者如何做好健康教育应是我们护理工作的重点。

二、脑梗死患者的护理

脑梗死(CI)又称缺血性脑卒中,包括脑血栓形成、腔隙性脑梗死和脑栓塞等,是指因脑部血液循环障碍,缺血、缺氧所致的局限性脑组织的缺血性坏死或软化。好发于中老年人,多见于50~60岁以上的动脉硬化者,且多伴有高血压、冠心病或糖尿病;男性稍多于女性。通常有前驱症状,如头晕、头痛等,部分患者发病前曾有 TIA 史。常见表现如失语、偏瘫、偏身感觉障碍等。临床上根据部位不同可分为前循环梗死、后循环梗死和腔隙性梗死。

(一)专科护理

1.护理要点

急性期加强病情观察(昏迷患者使用格拉斯哥昏迷量表评定),防治脑疝;低盐低脂饮食,根据洼田饮水试验的结果,3 分以上的患者考虑给予鼻饲,鼻饲时防止食物反流,引起窒息;偏瘫患者保持肢体功能位,定时协助更换体位,防止压疮,活动时注意安全,生命体征平稳者早期康复介入;失语患者进行语言康复训练要循序渐进,持之以恒。

2.主要护理问题

(1)躯体活动障碍与偏瘫或平衡能力下降有关。

(2)吞咽障碍与意识障碍或延髓麻痹有关。

(3)语言沟通障碍与大脑语言中枢功能受损有关。

(4)有废用综合征的危险与意识障碍、偏瘫所致长期卧床有关。

3.护理措施

(1)一般护理:①生活护理:卧位(强调急性期平卧,头高足低位,头部抬高 15°～30°)、皮肤护理、压疮预防、个人卫生处置等。②安全护理:病房安装护栏、扶手、呼叫器等设施;床、地面、运动场所尽量创造无障碍环境;患者使用安全性高的手杖、衣服、鞋;制订合理的运动计划,注意安全,避免疲劳。③饮食护理:鼓励进食,少量多餐;选择软饭、半流质或糊状食物,避免粗糙、干硬、辛辣等刺激性食物;保持进餐环境安静,减少进餐时的干扰因素;提供充足的进餐时间;掌握正确的进食方法(如吃饭或饮水时抬高床头,尽量端坐,头稍前倾);洼田饮水试验 2～3 分的患者不能使用吸管吸水,一旦发生误吸,迅速清理呼吸道,保持呼吸道通畅;洼田饮水试验 4～5 分的患者给予静脉营养支持或鼻饲,做好留置胃管的护理。根据护理经验,建议脑梗死患者尽量保证每日 6～8 瓶(3000～4000ml)的进水量,可有效地帮助改善循环,补充血容量,防止脱水。

(2)用药护理:①脱水药:保证用药的时间、剂量、速度准确,注意观察患者的反应及皮肤颜色、弹性的变化,保证充足的水分摄入,准确记录 24 小时出入量,注意监测肾功能。②溶栓抗凝药:严格遵医嘱剂量给药,监测生命体征、观察有无皮肤及消化道出血倾向,观察有无并发颅内出血和栓子脱落引起的小栓塞。扩血管药尤其是应用尼莫地平等钙通道阻滞剂时,滴速应慢,同时监测血压变化。使用低分子右旋糖酐改善微循环治疗时,可能出现发热、皮疹甚至过敏性休克,应密切观察。目前临床不常用。

(3)心理护理:重视患者精神情绪的变化,提高对抑郁、焦虑状态的认识,及时发现患者的心理问题,进行针对性护理(解释、安慰、鼓励、保证等),以消除患者的思想顾虑,稳定情绪,增强战胜疾病的信心。

(4)康复护理:躯体康复:①早期康复干预,重视患侧刺激,保持良好的肢体位置,注意体位变换,床上运动训练(Bobath 握手、桥式运动、关节被动运动、起坐训练)。②恢复期功能训练。③综合康复治疗:合理选用针灸、理疗、按摩等辅助治疗。

(5)语言训练:①沟通方法指导:提问简单的问题,借助卡片、笔、本、图片、表情或手势沟通,安静的语言交流环境,关心、体贴、缓慢、耐心等。②语言康复训练:肌群运动、发音、复述、命名训练等,遵循由少到多、由易到难、由简单到复杂的原则,循序渐进。

(二)健康指导

1.疾病知识指导

(1)概念:脑梗死是因脑部的血液循环障碍,缺血、缺氧所引起的脑组织坏死和软化,它包括脑血栓形成、腔隙性脑梗死(腔梗和脑栓塞)等。

(2)形成的主要原因:年龄(多见于50~60岁以上)、性别(男性稍多于女性)、脑动脉粥样硬化、高血压、高脂血症、糖尿病脑动脉炎、血液高凝状态、家族史等,脑栓塞形成的主要原因有风湿性心脏病、二尖瓣狭窄并发心房颤动、血管粥样硬化斑块、脓栓脂肪栓子等。

(3)主要症状:脑血栓形成常伴有头晕、头痛、恶心、呕吐的前驱症状,部分患者曾有短暂性脑供血不全,发病时多在安静休息中,应尽快就诊,以及时恢复血液供应,早期溶栓一般在发病后的6小时之内,脑栓塞起病急,多在活动中发病。

(4)常见表现:脑血栓形成常表现为头晕、头痛、恶心、言详笨拙、失语、肢体瘫痪、感觉减退、饮水或进食呛咳、意识不清等。脑栓塞常表现为意识不清、失语、抽搐、偏瘫、偏盲(一侧眼睛歪不清或看不见)等。

(5)常用检查项目:凝血常规、血常规、血糖、血脂、血液流变学、同型半胱氨酸等血液检查,CT检查、MRI检查、DSA、TCD。

(6)治疗:在急性期进行个体化治疗(如溶栓、抗凝、降纤)此外酌情给予改善脑循环,脑保护,抗脑水肿,降颅内压,调整血压,血糖,血脂,控制并发症,康复治疗等。脑栓塞治疗与脑血栓形成有相同之处,此外需治疗原发病。

(7)预后:脑血栓形成在急性期病死率为5%~15%,存活者中50%留有后遗症,脑栓塞有10%~20%的患者10日内再次栓塞再次栓塞病死率高,2/3患者遗留不同程度的神经功能缺损。

2.康复指导

(1)康复的开始时间一般在患者意识清楚、生命体征平稳、病情不再发展后48小时即可进行。

(2)康复护理的具体内容如下,要请专业的康复医师进行训练。

1)躯体康复

①早期康复干预:重视患侧刺激、保持良好的肢体位置、注意体位变换、床上运动训练(Bobath握手、桥式运动、关节被动运动、起坐训练)。

②恢复期功能训练。

③综合康复治疗:合理选用针灸、理疗、按摩等辅助治疗。

2)语言训练

①沟通方法指导:提问简单的问题,借助卡片、笔、本、图片、表情或手势沟通,安静的语言交流环境,关心、体贴、缓慢、耐心等。

②语言康复训练:肌群运动、发音、复述、命名训练等,遵循由少到多、由易到难、由简单到复杂的原则,循序渐进。

(3)康复训练所需时间较长,需要循序渐进,树立信心,持之以恒,不要急功近利和半途而废。家属要关心体贴患者,给予生活照顾和精神支持,鼓励患者坚持锻炼。康复过程中加强安全防范,防止意外发生。

(4)对于康复过程中的疑问请询问医生或康复师。

3.饮食指导

(1)合理进食,选择高蛋白、低盐、低脂、低热的清淡食物,改变不良的饮食习惯,如油炸食品、烧烤等,多食新鲜蔬菜水果,避免粗糙、干硬、辛辣等刺激性食物,避免过度食用动物内脏、动物油类,每日食盐量不超过 6g。

(2)洼田饮水试验 2～3 分者,可头偏向一侧,喂食速度慢,避免交谈,防止呛咳、窒息的发生;洼田饮水试验 4～5 分者,遵医嘱给予鼻饲饮食,密切防止食物反流引起窒息。

(3)增加粗纤维食物摄入,如芹菜、韭菜,适当增加进水量,顺时针按摩腹部,减少便秘发生。患者数天未排便或排便不畅,可使用缓泻剂,诱导排便。

4.用药指导

(1)应用溶栓抗凝降纤类药物的患者应注意有无胃肠道反应、柏油样便、牙龈出血等出血倾向。为保障用药安全,在使用溶栓、抗凝、降纤等药物时需检查出凝血机制,患者应予以配合。

(2)口服药按时服用,不要根据自己感受减药、加药,忘记服药或在下次服药时补上忘记的药量会导致病情波动;不能擅自停药,需按照医生医嘱(口服药手册)进行减量或停药。

(3)静脉输液的过程中不要随意调节滴速,如有疑惑需询问护士。

5.日常生活指导

(1)患者需要安静、舒适的环境,保持平和、稳定的情绪,避免各种不良情绪影响。改变不良的生活方式,如熬夜、赌博等,适当运动,合理休息和娱乐,多参加有益的社会活动,做力所能及的工作及家务。

(2)患者起床、起坐、低头等体位变化时动作要缓慢,转头不宜过猛过急,洗澡时间不能过长,外出时有人陪伴,防止意外发生。

(3)气候变化时注意保暖,防止感冒。

(4)戒烟、限酒。

6.预防复发

(1)遵医嘱正确用药,如降压、降脂、降糖、抗凝药物等。

(2)出现头晕、头痛、一侧肢体麻木无力、口齿不清或进食呛咳、发热、外伤等症状时及时就诊。

(3)定期复诊,动态了解血压、血脂、血糖以及功能,预防并发症和复发。

(三)循证护理

由于脑梗死患者具有发病率高,并发症严重,发病年龄偏高的特点,老年脑梗死患者的护理一直是神经科护理学研究领域的热点,研究结果显示影响老年脑梗死患者康复的社会因素包括家庭经济情况,医疗及护理水平,与家庭成员关系和受教育的文化程度。多项研究结果显示早期康复能够有效改善老年脑梗死患者的肢体运动功能,促进心理状态的恢复,提高生活能力及生活质量。

关于促进老年脑梗死偏瘫患者舒适的循证护理研究表明,对导致患者不舒适的多种因素实施相应的循证护理措施显著改善了脑梗死偏瘫患者舒适状况,具体措施包括采用热敷和热水浸泡、局部按摩与变换体位等来改善腰背及肢体疼痛,同时还可采取肢体摆放、肢体活动、放松疗法等。

三、脑出血患者的护理

脑出血是指原发性非外伤性脑实质内的出血。占急性脑血管疾病的 20%～30%。高血压并发动脉硬化是自发性脑出血的主要病因,高血压患者约有 1/3 的机会发生脑出血,而 93.91% 的脑出血患者都有高血压病史。脑出血常发生于男性 50～70 岁,冬春季易发,发病前常无预感,多在情绪紧张、兴奋、排便用力时发病,可出现头痛、头晕、肢体麻木等先驱症状,也可在原有基础上突然加重。

(一)专科护理

1. 护理要点

脑出血患者在临床护理中最重要的是绝对卧床休息、保持大便通畅和情绪稳定;根据出血量多少、部位不同决定绝对卧床时间;加强病情观察;高血压患者调整血压;观察患者应用脱水剂后的情况。

2. 主要护理问题

(1)急性意识障碍与脑出血产生脑水肿所致的大脑功能受损有关。

(2)潜在并发症:脑疝、上消化道出血。

(3)清理呼吸道无效与分泌物过多、咳嗽无力、意识障碍有关。

(4)有误吸的危险与吞咽神经受损、意识障碍有关。

(5)有皮肤完整性受损的危险与瘫痪、长期卧床、年老消瘦、营养低下、感知改变、大小便失禁有关。

(6)躯体活动障碍与偏瘫、意识障碍有关。

(7)语言沟通障碍与失语有关。

(8)进食、如厕自理缺陷与偏瘫有关。

(9)有废用综合征的危险与脑出血所致运动障碍或长期卧床有关。

3. 护理措施

(1)一般护理:

①休息与安全:急性期患者绝对卧床 2～4 周,头部抬高 15°～30° 减轻脑水肿,烦躁患者加护床挡,必要时给予约束带适当约束;病室保持清洁、安静、舒适,室内空气新鲜,室温保持在 18～22℃,相对湿度 50%～70%。

②日常生活护理:以高蛋白、高维生素、易消化的清淡饮食为主,发病 24 小时后仍有意识障碍、不能经口进食者,应给予鼻饲饮食,同时做好口腔护理。协助更换体位,加强皮肤护理,防止压疮;保持二便通畅,尤其二便失禁患者注意保护会阴部皮肤清洁干燥,早期康复介入,保持肢体功能位置。

③心理护理:评估患者心理状况,实施健康宣教,在治疗期间,鼓励患者保持情绪稳定。告知本病治疗及预后的有关知识,帮助患者消除焦虑、恐惧心理。

(2)病情观察及护理:

①密切观察意识、瞳孔、生命体征变化。掌握脑疝的前驱症状头痛剧烈、喷射状呕吐、血压升高、脉搏洪大、呼吸深大伴鼾声、意识障碍加重等。发现异常情况,及时报告医生。

②保持呼吸道通畅,患者取平卧位,将头偏向一侧,及时清除呕吐物及咽部分泌物,防止呕吐物及分泌物误入气管引起窒息。

③建立静脉通道,遵医嘱用药,颅内压增高者遵医嘱给予脱水药。维持血压稳定,患者的血压保持在 150~160/90~100mmHg 之间为宜,过高易引起再出血,过低则可使脑组织灌注量不足。

④定时更换体位,翻身时注意保护头部,转头时要轻、慢、稳。呼吸不规则者,不宜频繁更换体位。

⑤如患者痰液较少或呼吸伴有痰鸣音,鼓励患者咳嗽,指导患者有效排痰的方法,痰液较多、部位较深或咳痰无力时给予吸痰,吸痰前协助患者翻身、轻叩背,叩背顺序要由下向上,由外向内,力度适宜。

⑥密切观察上消化道出血的症状和体征。如呕吐的胃内容物呈咖啡色,则应考虑是否发生应激性溃疡,留取标本做潜血试验。急性消化道出血期间应禁食,恢复期应避免食用刺激性食物及含粗纤维多的食物。观察患者有无头晕、黑便、呕血等失血性休克表现。

⑦保持良好肢体位置,做好早期康复护理。对于脑出血软瘫期的患者,加强良好姿位摆放,避免一些异常反射的出现,例如牵张反射。

(3)用药护理:使用脱水降颅压药物时,如 20% 甘露醇注射液、呋塞米注射液、甘油果糖、托拉塞米注射液等,注意监测尿量与水电解质的变化,防止低钾血症和肾功能受损。应用抗生素,防止肺感染、泌尿系感染等并发症。

(4)心理护理:患者常因偏瘫、失语、生活不能自理而产生悲观恐惧的心理,护士应经常巡视病房,与之交谈,了解患者心理状态,耐心解释,给予安慰,帮助患者认识疾病,树立信心,配合治疗和护理。同时还要关注家属的心理护理,由于患者病情危重,家属多有紧张情绪,加之陪护工作很辛苦,导致身心疲惫,故在患者面前易表现出烦躁、焦虑、易怒,引起患者情绪波动,可能加重病情。

(二)健康指导

1.疾病知识指导

(1)脑出血:指原发性(非外伤性)脑实质内的出血,占全部脑卒中的 20%~30%。

(2)脑出血的病因:①高血压并发细小动脉硬化。②颅内肿瘤。③动静脉畸形。④其他:脑动脉炎、血液病、脑底异常血管网症、抗凝或溶栓治疗、淀粉样血管病。

(3)脑出血的诱因:寒冷气候、精神刺激、过度劳累、不良生活习惯(吸烟、酗酒、暴饮暴食、食后沐浴等)。

(4)脑出血的治疗:脑出血急性期治疗的主要原则:防止再出血、控制脑水肿、维持生命功能和防治并发症。①一般治疗:绝对卧床休息,保持呼吸道通畅,预防感染等。②调控血压。③控制脑水肿。④应用止血药和凝血药。⑤手术治疗(大脑半球出血量>30ml 和小脑出血量>10ml)。⑥早期康复治疗。

2.康复指导

(1)急性期应绝对卧床休息 2~4 周,抬高床头 15°~30°减轻脑水肿。发病后 24~48 小时尽量减少头部的摆动幅度,以防加重出血。四肢可在床上进行小幅度翻动,每 2 小时一次,有条件可使用气垫床预防压疮。

(2)生命体征平稳后应开始在床上进行主动训练,时间从 5~10 分钟/次开始,渐至 30~45 分钟/次,如无不适,可作 2~3 次/日,不可过度用力憋气。

（3）康复训练需要请专业的医师,可以为患者进行系统的康复训练。

3.饮食指导

选择营养丰富、低盐低脂饮食,如鸡蛋、豆制品等。避免食用动物内脏,动物油类,每日食盐量不超过6g,多吃蔬菜、水果,尤其要增加粗纤维食物,如芹菜、韭菜,适量增加进水量,预防便秘的发生。洼田饮水试验2~3分者,可头偏向一侧,喂食速度慢,避免交谈,尽量选用糊状食物,防呛咳、窒息,洼田饮水试验4~5分者,遵医嘱给予静脉营养支持或鼻饲饮食。

4.用药指导

（1）口服药按时服用,不要根据自己感受减药、加药,忘记服药或在下次服药时补上忘记的药量会导致病情波动;不能擅自停药,需按照医生医嘱(口服药手册)进行减或停药。

（2）静脉输液过程中不要随意调节滴速,如有疑惑请询问护士。

5.日常生活指导

（1）患者需要一个安静、舒适的环境:特别是发病2周内,应尽量减少探望,保持稳定的情绪,避免各种不良情绪影响。

（2）脑出血急性期,请不必过分紧张:大小便需在床上进行,不可自行下床如厕,以防再次出血发生;保持大便通畅,可食用香蕉、火龙果、蜂蜜,多进水,适度翻身,顺时针按摩腹部,减少便秘发生;若患者3天未排便,可使用缓泻剂,诱导排便,禁忌用力屏气排便,诱发二次脑出血。

（3）头痛:病程中还会出现不同程度的头痛,向患者解释这是本病常见的症状,随着病情的好转,头痛症状会逐渐消失。

（4）部分患者有躁动、不安的表现:为防止自伤(如拔出各种管道、坠床等)或伤及他人,应在家属同意并签字的情况下酌情使用约束带,使用约束带期间应注意松紧适宜,定时松放,密切观察局部皮肤血运情况,防止皮肤破溃;放置床挡可防止患者发生坠床,尤其是使用气垫床的患者,使用时要防止皮肤与铁制床挡摩擦,发生刮伤。

（5）长期卧床易导致肺部感染:痰多不易咳出,加强翻身、叩背,促使痰液松动咳出,减轻肺部感染。咳痰无力者,可给予吸痰。

6.预防复发

（1）遵医嘱正确用药。

（2）定期复诊,监测血压、血脂等,保持情绪稳定,避免生气、激动、紧张。适当体育活动,如散步、太极拳等。预防并发症和脑出血的复发。

（三）循证护理

研究表明由于人们生活方式、饮食结构、工作压力水平等因素的不断变化,脑出血作为临床常见疾病,近年来发病率已呈现出上升趋势。该病发病急骤、病情复杂多变,给救治带来了极大的困难,致使患者的死亡率和致残率均较高,给患者及其家属带来沉重的负担。大部分脑出血患者发病后的死因是由并发症引起的,系统而有计划的护理措施,往往对患者的治疗效果和预后转归起到不可估量的作用。

脑出血所致神经症状主要是出血和水肿引起脑组织受损而不是破坏,故神经功能可有相当程度的恢复,在病情稳定后仅进行肢体运动功能的康复,恢复时间长,易发生并发症;急性期后,实施综合性康复护理能在一定程度上预防残疾的发生,能帮助和加快受损功能的恢复。

四、蛛网膜下腔出血患者的护理

蛛网膜下腔出血(SAH)指脑底部或脑表面的病变血管破裂,血液直接流入蛛网膜下腔引起的一种临床综合征,占急性脑卒中的10％左右。其最常见的病因为颅内动脉瘤。SAH以中青年常见,女性多于男性;起病突然,最典型的表现是异常剧烈的全头痛,个别重症患者很快进入昏迷,因脑疝而迅速死亡,此类患者最主要的急性并发症是再出血。

(一)专科护理

1.护理要点

急性期需绝对卧床4～6周,谢绝探视,加强病情观察,根据出血的部位和量考虑是否外科手术治疗,头痛剧烈可遵医嘱给予脱水药和止痛药;保持情绪稳定和二便通畅,恢复期的活动应循序渐进,不能操之过急,防止再次出血。

2.主要护理问题

(1)急性疼痛:头痛与脑水肿、颅内压高、血液刺激脑膜或继发性脑血管痉挛有关。

(2)潜在并发症:再出血。

3.护理措施

(1)心理护理:指导患者了解疾病的过程与预后,头痛是因为出血、脑水肿致颅内压增高,血液刺激脑膜或脑血管痉挛所致,随着出血停止、血肿吸收,头痛会慢慢缓解。必要时给予止痛和脱水降颅压药物。

(2)用药护理:遵医嘱使用甘露醇时应快速静脉滴注,必要时记录24小时尿量,定期查肾功能;使用排钾利尿药时要注意防止离子紊乱,可静脉补钾或口服补钾;使用尼莫地平等缓解脑血管痉挛的药物时可能出现皮肤发红、多汗、心动过缓或过速、胃肠不适等反应,应适当控制输液速度,密切观察是否有不良反应发生。

(3)活动与休息:绝对卧床休息4～6周,向患者和家属讲解绝对卧床的重要性,为患者提供安静、安全、舒适的休养环境,控制探视,避免不良的声、光刺激,治疗护理活动也应集中进行。如经一个月左右治疗,患者症状好转,经头部CT检查证实血液基本吸收,可遵医嘱逐渐抬高床头、床上坐位、下床站立和适当活动。

(4)避免再出血诱因:告诉患者和家属容易诱发再出血的各种因素,指导患者与医护人员密切配合,避免精神紧张情绪波动、用力排便、屏气、剧烈咳嗽及血压过高等。

(5)病情监测:蛛网膜下腔出血再发率较高,以5～11天为高峰,81％发生在首次出血后1个月内。表现为:首次出血后病情好转的情况下,突然再次出现剧烈头痛、恶心、呕吐、意识障碍加重、原有症状和体征重新出现等。

(二)健康指导

1.疾病知识指导

(1)概念:指脑底部或脑表面的病变血管破裂,血液直接流入蛛网膜下腔引起的一种临床综合征,约占急性脑卒中的10％。

(2)形成的主要原因:其最常见的病因为颅内动脉瘤,占50％～80％,其次是动静脉畸形和高血压性动脉粥样硬化,还可见于烟雾病、颅内肿瘤、血液系统疾病、颅内静脉系统血栓和抗凝治疗并发症等。

(3)主要症状:出现异常剧烈的全头痛,伴一过性意识障碍和恶心、呕吐;发病数小时后出现脑膜刺激征(颈项强直、Kernig 征和 Brudzinski 征);25％的患者可出现精神症状。

(4)常用检查项目:首选 CT 检查,其次脑脊液检查、脑血管影像学检查、TCD 检查。

(5)治疗:一般治疗与高血压性脑出血相同;安静休息;脱水降颅压,防止再出血常用氨甲苯酸注射液;预防血管痉挛常用尼莫地平注射液;放脑脊液疗法,外科手术治疗。

(6)预后:与病因、出血部位、出血量、有无并发症及是否得到适当的治疗有关。动脉瘤性 SAH 死亡率高,未经外科治疗者约 20%死于再出血;90%的颅内 AVM 破裂患者可以恢复,再出血风险较小。

2.饮食指导

给予高蛋白、高维生素、清淡、易消化、营养丰富的流食或半流食,指导患者多进食新鲜的水果和蔬菜,如米粥、蛋羹、面条、芹菜、韭菜、香蕉等,保证水分摄入,少量多餐,防止便秘。

3.避免诱因

向患者和家属普及保健知识,提高其自我管理理念,定期体检,及时发现颅内血管异常,立即就医;已发病的患者应控制血压在理想范围,避免情绪激动,保持大便通畅,必要时遵医嘱使用镇静剂和缓泻剂等药物。

4.检查指导

SAH 患者一般在首次出血 3 周后进行 DSA 检查,应告知脑血管造影的相关知识,指导患者积极配合,以明确病因,尽早手术,解除隐患和危险。

5.照顾者指导

家属应关心、体贴患者,为其创造良好的休养环境,督促其尽早检查和手术,发现再出血征象及时就诊。

(三)循证护理

SAH 最常见的病因为颅内动脉瘤,多项研究中指出动脉瘤性 SAH 患者发生再出血的原因是由于血压波动引起颅内压增高,如剧烈活动、用力排便、咳嗽、情绪激动等,对动脉瘤产生刺激,从而诱发动脉瘤再次破裂。多表现为突然发病,头痛难忍,心理负担较重,易产生惊恐心理,使患者焦虑不安。这些因素如不及时控制,会导致恶性循环,不利于疾病的治疗和机体的康复。有研究指出 SAH 患者的典型症状是剧烈头痛,给予脱水和降颅压治疗,减轻脑水肿,这是治疗的关键。患者必须绝对卧床休息 4 周,过早下床活动可引发再次出血。对于再出血的患者来说,发生脑血管痉挛的时间越长、发作次数越多,预后就会越差,因此,应该采取综合性的预防和护理方法,进行及时的观察和治疗。

近年来,临床上对于 SAH 的治疗有很多新进展,研究显示持续腰池外引流是一种安全、有效、微创治疗 SAH 的方法,能不断将有害物质排出体外,减小蛛网膜粘连和脑水肿反应,从而减轻对脑血管的不良刺激,而新分泌出来的 CSF 又起着稀释和冲洗的作用,阻止了恶性循环。通过持续的腰池外引流并给予护理配合后,可明显缩短头痛时间、减轻头痛程度、减少脑疝及再出血的发生。该方法治愈率高,创伤小,充分体现了临床应用的价值。

第九节　中枢神经系统感染性疾病患者的护理

中枢神经系统(CNS)感染性疾病是指各种生物病原体侵犯中枢神经系统实质、脑膜和血管等引起的急性或慢性炎症性(或非炎症性)疾病。引起疾病的生物病原体包括病毒、细菌、螺旋体、寄生虫、真菌、立克次体和朊蛋白等。临床上根据中枢神经系统感染的部位不同可分为:脑炎、脊髓炎或脑脊髓炎,主要侵犯脑和(或)脊髓实质;脑膜炎、脊膜炎或脑脊膜炎,主要侵犯脑和(或)脊髓软膜;脑膜脑炎:脑实质和脑膜合并受累。生物病原体主要通过血行感染、直接感染和神经干逆行感染等途径进入中枢神经系统。

一、病毒性脑膜炎患者的护理

病毒性脑膜炎是一组由各种病毒感染引起的脑膜急性炎症性疾病。多为急性起病,出现病毒感染的全身中毒症状如发热、头痛、畏光、恶心、呕吐、肌痛、食欲减退、腹泻和全身乏力等,并伴有脑膜刺激征,通常儿童病程超过1周,成人可持续2周或更长。本病大多呈良性过程。

(一)专科护理

1.护理要点

急性期患者绝对卧床休息,给予高热量、高蛋白、高维生素、易消化的流质或半流质饮食,不能进食者给予鼻饲。密切观察病情变化,除生命体征外,必须观察瞳孔、精神状态、意识改变、有无呕吐、抽搐症状,及时发现是否有脑膜刺激征和脑疝的发生。

2.主要护理问题

(1)急性疼痛:头痛与脑膜刺激征有关。

(2)潜在并发症:脑疝与脑水肿导致颅内压增高有关。

(3)体温过高与病毒感染有关。

(4)有体液不足的危险与反复呕吐、腹泻导致失水有关。

3.护理措施

(1)一般护理:

①为患者提供安静、温湿度适宜的环境,避免声光刺激,以免加重患者的烦躁不安、头痛及精神方面的不适感。

②衣着舒适,患者内衣以棉制品为宜,勤洗勤换,且不易过紧;床单保持清洁、干燥、无渣屑。

③提供高热量、高蛋白质、高维生素、低脂肪的易消化饮食,以补充高热引起的营养物质消耗。鼓励患者增加饮水量,1000~2000ml/d。

④做好基础护理,给予口腔护理,减少患者因高热、呕吐引起的不适感,并防止感染;加强皮肤护理,防止降温后大量出汗带来的不适。

(2)病情观察及护理:

①严密观察患者的意识、瞳孔及生命体征的变化,及时准确地报告医生。积极配合医生治疗,给予降低颅内压的药物,减轻脑水肿引起的头痛、恶心、呕吐等,防止脑疝的发生。保持呼吸道通畅,及时清除呼吸道分泌物,定时叩背、吸痰,预防肺部感染。

②发热患者应减少活动,以减少氧耗量,缓解头痛、肌痛等症状。发热时可采用物理方法降温,可用温水擦浴、冰袋和冷毛巾外敷等措施物理降温。必要时遵医嘱使用药物降温,使用时注意药物的剂量,尤其对年老体弱及伴有心血管疾病者应防止出现虚脱或休克现象;监测体温应在行降温措施30分钟后进行。

③评估患者头痛的性质、程度及规律,恶心、呕吐等症状是否加重。患者头痛时指导其卧床休息,改变体位时动作要缓慢。讲解减轻头痛的方法,如深呼吸、倾听音乐、引导式想象、生物反馈治疗等。

④意识障碍患者给予侧卧位,备好吸引器,及时清理口腔,防止呕吐物误入气管而引起

窒息。观察患者呕吐的特点,记录呕吐的次数,呕吐物的性质、量、颜色、气味,遵医嘱给予止吐药,帮助患者逐步恢复正常饮食和体力。指导患者少量多次饮水,以免引起恶心呕吐;剧烈呕吐不能进食或严重水电解质失衡时,给予外周静脉营养,准确记录24小时出入量,观察患者有无失水征象,依失水程度不同,患者可出现软弱无力、口渴、皮肤黏膜干燥和弹性减低,尿量减少、尿比重增高等表现。

⑤抽搐的护理:抽搐发作时,应立即松开衣领和裤带,取下活动性义齿,及时清除口鼻腔分泌物,保持呼吸道通畅;放置压舌板于上、下白齿之间,防止舌咬伤,必要时用舌钳将舌拖出,防止舌后坠阻塞呼吸道;谵妄躁动时给予约束带约束,勿强行按压肢体,以免造成肢体骨折或脱白。

(二)健康指导

1.疾病知识指导

(1)概念:病毒性脑膜炎又称无菌性脑膜炎,是一组由各种病毒感染引起的脑膜急性炎症性疾病,主要表现为发热、头痛和脑联刺激征。

(2)形成的主要原因:85%～95%的病毒性脑膜炎由肠道病毒引起,主要经粪-口途径传播,少数经呼吸道分泌物传播。

(3)主要症状:多为急性起病,出现病毒感染全身中毒症状,如发热、畏光、头痛、肌痛、食欲减退、腹泻和全身乏力等,并件有脑膜刺激征。幼儿可出现发热、呕吐、皮疹等,而颈项强直较轻微甚至缺如。

(4)常用检查项目:血常规、尿常规、腰椎穿刺术、脑电图头CT、头MRI。

(5)治疗:主要治疗原则是对症治疗、支持治疗和防治并发症,对症治疗如剧烈头痛可用止痛药,癫痫发作可首选卡马西平或苯妥英钠,抗病毒治疗可用无环鸟苷,脑水肿可适当应用脱水药。

(6)预后:预后良好。

(7)其他:如疑为肠道病毒感染应注意粪便处理,注意手部卫生。

2.饮食指导

(1)给予高蛋白,高热量、高维生素等营养丰富的食物,如鸡蛋、牛奶、豆制品、瘦肉,有利于增强抵抗力。

(2)长期卧床的患者易引起便秘,用力屏气排便、过多的水钟潴留都易引起颅内压增高,为保证大便通畅,患者应多食粗纤维食物,如芹菜、韭菜等。

(3)应用甘露醇、速尿等脱水剂期间,患者应多食含钾高的食物如香蕉、橘子等,并要保证水分摄入。

(4)不能经口进食者,遵医嘱给予鼻饲,制订鼻饲饮食计划表。

3.用药指导

(1)脱水药:保证药物滴注时间、剂量准确,注意观察患者的反应及患者皮肤颜色、弹性的变化,记录24小时出入量,注意监测肾功能。

(2)抗病毒药:应用阿昔洛韦时注意观察患者有无谵妄、皮疹、震颤及血清转氨酶暂时增高等副作用。

4.日常生活指导

(1)保持室内环境安静、舒适、光线柔和。

（2）高热的护理：

①体温上升阶段：寒战时注意保暖。

②发热持续阶段：给予物理降温，必要时遵医嘱使用退热药，并要注意补充水分。

③退热阶段：要及时更换汗湿衣服，防止受凉。

（3）腰椎穿刺术后：患者取去枕平卧位4～6小时，以防止低颅压性头痛的发生。

（三）循证护理

病毒性脑膜炎是由各种病毒引起中枢神经系统的炎症性疾病，其发病机制可能与病毒感染和感染后的免疫反应有关。而症状性癫痫是由脑损伤或全身性疾病引起脑代谢失常引发的癫痫，病毒性脑膜炎是引起癫痫发作的因素之一。针对病毒性脑膜炎合并症状性癫痫患者的临床特点，有学者研究得出病毒性脑炎合并症状性癫痫患者的护理重点应做好精神异常、癫痫发作、腰椎穿刺术和用药的观察及护理。

使用头孢菌素类和硝基咪唑类抗生素后服用含有酒精类的液体或食物时会引发双硫仑样反应。双硫仑样反应表现为面部潮红、头痛、眩晕、恶心、呕吐、低血压、心率加快、呼吸困难，严重者可致急性充血性心力衰竭、呼吸抑制、意识丧失、肌肉震颤等。据报道，一个高压电烧伤者，术后给予头孢哌酮抗感染，用75％乙醇处理创面，反复出现双硫仑样反应。说明应用上述药物的患者接触任何含乙醇的制品都有导致双硫仑样反应的可能，医护人员应提高警惕，并将有关注意事项告知患者。

二、化脓性脑膜炎患者的护理

化脓性脑膜炎即细菌性脑膜炎，又称软脑膜炎，是由化脓性细菌所致脑脊膜的炎症反应，脑和脊髓的表面轻度受累，是中枢神经系统常见的化脓性感染疾病。病前可有上呼吸道感染史，主要临床表现为发热、头痛、呕吐、意识障碍、偏瘫、失语、皮肤瘀点及脑膜刺激征等。通常起病急，好发于婴幼儿和儿童。

（一）专科护理

1.护理要点

密切观察患者的病情变化，定时监测患者的生命体征、意识、瞳孔的变化及颅内压增高表现。做好高热患者的护理：对有肢体瘫痪及失语的患者，给予康复训练，预防并发症。加强心理护理，帮助患者树立战胜疾病的信心。

2.主要护理问题

（1）体温过高与细菌感染有关。

（2）急性疼痛：头痛与颅内感染有关。

（3）营养失调：低于机体需要量与反复呕吐及摄入不足有关。

（4）潜在并发症：脑疝与颅内压增高有关。

（5）躯体活动障碍与神经功能损害所致的偏瘫有关。

（6）有皮肤完整性受损的危险与散在的皮肤瘀点有关。

3.护理措施

（1）一般护理：

①环境：保持病室安静，经常通风，用窗帘适当遮挡窗户，避免强光对患者的刺激，减少患者家属的探视。

②饮食：给予清淡、易消化且富含营养的流质或半流质饮食，多吃水果和蔬菜。意识障

碍的患者给予鼻饲饮食,制订饮食计划表,保证患者摄入足够的热量。

③基础护理:给予口腔护理,保持口腔清洁,减少因发热、呕吐等引起的口腔不适;加强皮肤护理,保持皮肤清洁干燥,特别是皮肤有瘀点、瘀斑时避免搔抓破溃。

(2)病情观察及护理:

①加强巡视,密切观察患者的意识、瞳孔、生命体征及皮肤瘀点、瘀斑的变化,婴儿应注意观察囟门。若患者意识障碍加重、呼吸节律不规则、双侧瞳孔不等大、对光反射迟钝、躁动不安等,提示脑疝的发生,应立即通知医生,配合抢救。

②备好抢救药品及器械:抢救车、吸引器、简易呼吸器、氧气装置及硬脑膜下穿刺包等。

(3)用药护理:

①抗生素:给予抗生素皮试前,询问有无过敏史。用药期间监测患者的血常规、血培养、血药敏等检查结果。用药期间了解患者有无不适主诉。

②脱水药:保证药物按时、准确滴注,注意观察患者的反应及皮肤颜色、弹性的变化,注意监测肾功能。避免药液外渗,如有外渗,可用硫酸镁湿热敷。

③糖皮质激素:严格遵医嘱用药,保证用药时间、剂量的准确,不可随意增量、减量,询问患者有无心悸、出汗等不适主诉;用药期间监测患者的血象、血糖变化;注意保暖,预防交叉感染。

(4)心理护理:根据患者及家属的文化水平,介绍患者的病情及治疗和护理的方法,使其积极主动配合。关心和爱护患者,及时解除患者的不适,增强其信任感,帮助患者树立战胜疾病的信心。

(5)康复护理:有肢体瘫痪和语言沟通障碍的患者可以进行如下的康复护理:

1)保持良好的肢体位置,根据病情,给予床上运动训练,包括:

①桥式运动:患者仰卧位,双上肢放于体侧,或双手十指交叉,双上肢上举;双腿屈膝,足支撑于床上,然后将臀部抬起,并保持骨盆成水平位,维持一段时间后缓慢放下。也可以将健足从治疗床上抬起,以患侧单腿完成桥式运动。

②关节被动运动:为了预防关节活动受限,主要进行肩关节外旋、外展,肘关节伸展,腕和手指伸展,髋关节外展,膝关节伸展足背屈和外翻。

③起坐训练。

2)对于清醒患者,要更多关心、体贴患者,增强自我照顾能力和信心。经常与患者进行交流,促进其语言功能的恢复。

(二)健康指导

1.疾病知识指导

(1)概念:化脓性脑膜炎是由化脓性细菌感染所致的脑脊膜炎症,脑和脊髓的表面轻度受累。通常急性起病,是中枢神经系统常见的化脓性感染疾病。

(2)形成的主要原因:化脓性脑膜炎最常见的致病菌为肺炎链球菌、脑膜炎双球菌及B型流感嗜血杆菌。这些致病菌可通过外伤直接扩延、血液循环或脑脊液等途径感染软脑膜和(或)蛛网膜。

(3)主要症状:寒战、高热、头痛、呕吐、意识障碍、腹泻和全身乏力等,有典型的脑膜刺激征。

(4)常用检查项目:血常规、尿常规、脑脊液检查、头CT、头MRI、血细菌培养。

(5)治疗：

①抗菌治疗：未确定病原菌时首选三代头孢曲松或头孢噻肟因其可透过血脑屏障，在脑脊液中达到有效浓度。如确定病原菌为肺炎球菌，首选青霉素，对其耐药者，可选头孢曲松，必要时联合万古霉素治疗；如确定病原菌为脑膜炎球菌，首选青霉素；如确定病原菌为铜绿假单胞菌可选头孢他啶。

②激素治疗。

③对症治疗。

(6)预后：病死率及致残率较高，但预后与机体情况、病原菌和是否尽早应用有效的抗生素治疗有关。

(7)宣教：搞好环境和个人卫生。

2.饮食指导

给予高热量、清淡、易消化的流质或半流质饮食，按患者的热量需要制订饮食计划，保证足够热量的摄入。注意食物的搭配，增加患者的食欲，少食多餐。频繁呕吐不能进食者，给予静脉输液，维持水电解质平衡。

3.用药指导

(1)应用脱水药时，保证输液速度。

(2)应用激素类药物时不可随意减量，以免发生"反跳"现象，激素类药物最好在上午输注，避免由于药物副作用引起睡眠障碍。

4.日常生活指导

(1)协助患者洗漱、如厕、进食及个人卫生等生活护理。

(2)做好基础护理，及时清除大小便，保持臀部皮肤清洁干燥，间隔1～2小时更换体位，按摩受压部位，必要时使用气垫床，预防压疮。

(3)偏瘫的患者确保有人陪伴，床旁安装护栏，地面保持平整干燥、防湿、防滑，注意安全。

(4)躁动不安或抽搐的患者，床边备牙垫或压舌板，必要时在患者家属知情同意下用约束带，防止患者舌咬伤及坠床。

(三)循证护理

化脓性脑膜炎是小儿时期较为常见的由化脓性细菌引起的神经系统感染的疾病，婴幼儿发病较多。本病预后差，病死率高，后遗症多。相关学者通过对78例化脓性脑膜炎患儿的护理资料进行研究，分析总结得出做好病情的观察和加强临床护理是促进患儿康复的重要环节。

对小儿化脓性脑膜炎的临床护理效果的探讨，得出结论：提高理论知识水平、业务水平、对疾病的认识，对病情发展变化做出及时、正确的抢救和护理措施，可以提高患儿治愈率，降低并发症和后遗症发生，提高生命质量，促进患儿早日康复。

三、结核性脑膜炎患者的护理

结核性脑膜炎(TMD)是由结核杆菌引起的脑膜和脊髓膜的非化脓性炎症性疾病，是最常见的神经系统结核病。主要表现为结核中毒症状、发热、头痛、脑膜刺激征、脑神经损害及脑实质改变，如意识障碍、癫痫发作等。本病好发于幼儿及青少年，冬春季较多见。

（一）专科护理

1. 护理要点

密切观察患者的病情变化，观察有无意识障碍脑疝及抽搐加重的发生。做好用药指导，定期监测抗结核药物的副作用。对抽搐发作、肢体瘫痪及意识障碍的患者加强安全护理，防止外伤，同时给予相应的对症护理，促进患者康复。

2. 主要护理问题

（1）体温过高与炎性反应有关。

（2）有受伤害的危险与抽搐发作有关。

（3）有窒息的危险与抽搐发作时口腔和支气管分泌物增多有关.

（4）营养失调：低于机体需要量与机体消耗及食欲减退有关。

（5）疲乏与结核中毒症状有关。

（6）意识障碍与中枢神经系统、脑实质损害有关。

（7）潜在并发症：脑神经损害、脑梗死等。

（8）知识缺乏：缺乏相关医学知识有关。

3. 护理措施

（1）一般护理：

①休息与活动：患者出现明显结核中毒症状，如低热、盗汗全身无力、精神萎靡不振时，应以休息为主，保证充足的睡眠，生活规律。病室安静，温湿度适宜，床铺舒适，重视个人卫生护理。

②饮食护理：保证营养及水分的摄入。提供高蛋白、高热量、高维生素的饮食，每天摄入鱼、肉、蛋、奶等优质蛋白，多食新鲜的蔬菜、水果，补充维生素。高热或不能经口进食的患者给予鼻饲饮食或肠外营养。

③戒烟、酒。

（2）用药护理：

①抗结核治疗：早期、联合、足量、全程、顿服是治疗结核性脑膜炎的关键。强调正确用药的重要性，督促患者遵医嘱服药，养成按时服药的习惯，使患者配合治疗。告知药物可能出现的不良反应，密切观察，出现如眩晕、耳鸣、巩膜黄染、肝区疼痛、胃肠不适等不良反应时，及时报告医生，并遵医嘱给予相应的处理。

②全身支持：减轻结核中毒症状，可使用皮质类固醇等抑制炎症反应，减轻脑水肿。使用皮质类固醇时要逐渐减量，以免发生"反跳"现象。注意观察皮质类固醇药物的不良反应，正确用药，减少副作用。

③对症治疗：根据患者的病情给予相应的抗感染、脱水降颅压、解痉治疗。

（3）体温过高的护理：

1）重视体温的变化，定时测量体温，给予物理或药物降温后，观察降温效果，患者有无虚脱等不适出现。

2）采取降温措施。

①物理降温：使用冰帽、冰袋等局部降温，温水擦浴全身降温，注意用冷时间，观察患者的反应，防止继发效应抵消治疗作用及冻伤的发生。身体虚弱的患者在降温过程中，控制时间，避免能量的消耗。

②药物降温:遵医嘱给予药物降温,不可在短时间内将体温降得过低,同时注意补充水分,防止患者虚脱。儿童避免使用阿司匹林,以免诱发 Reye 综合征,即患者先出现恶心、呕吐,继而出现中枢神经系统症状,如嗜睡、昏睡等。小心谨慎使用金刚烷胺类药物,以免中枢神经系统不良反应的发生。

(4)意识障碍的护理:

①生活护理:使用床挡等保护性器具。保持床单位清洁、干燥、无渣屑,减少对皮肤的刺激,定时给予翻身、叩背,按摩受压部位,预防压疮的发生。注意口腔卫生,保持口腔清洁。做好大小便护理,满足患者的基本生活需求。

②饮食护理:协助患者进食,不能经口进食时,给予鼻饲饮食,保障营养及水分的摄入。

③病情监测:密切观察患者的生命体征及意识、瞳孔的变化,出现异常及时报告医生,并配合医生处理。

(二)健康指导

1.疾病知识指导

(1)病因及发病机制:结核杆菌通过血行直接播散或经脉络丛播散至脑脊髓膜,形成结核结节,结节破溃后结核菌进入蛛网膜下腔,导致结核性脑膜炎。此外,结核菌可因脑实质、脑膜干酪灶破溃所致,脊柱、颅骨、乳突部的结核病灶也可直接蔓延引起结核性脑膜炎。

(2)主要症状:多起病隐袭,病程较长,症状轻重不一。

①结核中毒症状:低热、盗汗、食欲减退、疲乏、精神萎靡。

②颅内压增高和脑膜刺激症状:头痛、呕吐、视神经盘水肿及脑膜刺激征。

③脑实质损害:精神萎靡、淡漠、谵妄等精神症状或意识状态的改变;部分性、全身性的痫性发作或癫痫持续状态;偏瘫、交叉瘫、截瘫等脑卒中样表现。

④脑神经损害:动眼、外展、面及视神经易受累及,表现为视力下降、瞳孔不等大、眼睑下垂、面神经麻痹等。

(3)常用检查项目:脑脊液检查、头 CT、头 MRI、血沉等。

(4)治疗:

①抗结核治疗:异烟肼、利福平、吡嗪酰胺、链霉素、乙胺丁醇等。至少选择 3 种药物联合治疗,根据所选药物给予辅助治疗,防止药物不良反应。

②皮质类固醇:用于减轻中毒症状、抑制炎症反应、减轻脑水肿、抑制纤维化,可用地塞米松或氢化可的松等。

③对症治疗:降颅压、解痉、抗感染等。

(5)预后:与患者的年龄、病情轻重、治疗是否及时彻底有关。部分患者预后较差,甚至死亡。

2.饮食指导

提供高蛋白、高热量、高维生素、易消化吸收的食物,每天摄入鱼、肉、蛋、奶等优质蛋白,多食新鲜的蔬菜、水果,补充维生素。保证水分的摄入。

3.用药指导

(1)使用抗结核药物时要遵医嘱正确用药,早期、足量、联合、全程、顿服是治疗本病的关键。药物不良反应较多,如使用异烟肼时需补充维生素 B_6 以预防周围神经病;使用利福平、异烟肼、吡嗪酰胺时需监测肝酶水平,及时发现肝脏损伤;使用链霉素时定期进行听力检测,及时应对前庭毒性症状。

(2)使用皮质类固醇药物时,观察用药效果,合理用药,减少不良反应的发生。

(3)应用脱水、降颅压药物时注意电解质的变化,保证水分的摄入;使用解痉、抗感染等药物时给予相应的护理,如注意观察生命体征的变化等。

4.日常生活指导

(1)指导患者注意调理,合理休息,生活规律,增强抵抗疾病的能力,促进身体康复。

(2)减少外界环境不良刺激,注意气候变化,预防感冒发生。

(3)保持情绪平稳,积极配合治疗,树立战胜疾病的信心。

(三)循证护理

结核性脑膜炎早期出现头痛、双目凝视、精神呆滞、畏光;中期出现脑膜刺激征、颅内压高、呕吐(以喷射性呕吐为主)、嗜睡;晚期出现失明、昏睡、呼吸不规则、抽搐,危重时发生脑疝而死亡的临床特点。研究表明,严密观察患者的病情变化,针对性地做好一般护理、病情观察、康复护理、饮食护理、用药护理、心理护理、康复护理和健康教育,对结核性脑膜炎患者的康复起到重要的作用。

第十节 慢性肾小球肾炎患者的护理

慢性肾小球肾炎(chronic glomerulonephritis,CGN)简称慢性肾炎,是一组由多种原因引起的原发性肾小球免疫性炎症疾病。以血尿、蛋白尿、高血压、水肿为基本临床表现,多发生于青、中年。起病方式各有不同,病情迁延,病变进展缓慢,可有不同程度的肾功能减退,最终发展为慢性肾衰竭。

病理变化:慢性肾炎早期可有原发性肾小球疾病的病变,晚期出现肾小球硬化、玻璃样变和新月体形成,最终成为硬化性肾小球肾炎。

一、护理评估

(一)健康史

1.常见病因 慢性肾炎的病因及发病机制尚不明了,仅有 15%～20%因链球菌感染后由急性肾炎演变而来,大多数由各种原发性肾小球疾病迁延不愈发展而成。一般认为本病的起始因素为免疫介导性炎症,也有非原发性肾小球非炎症性因素参与。

2.发病机制 ①原发病的免疫介导性炎症导致持续性进行性肾实质受损。②高血压引起肾小动脉硬化性损伤。③健存肾单位代偿性肾小球毛细血管高灌注、高压力和高滤过,促使肾小球硬化。④长期大量蛋白尿导致肾小球及肾小管慢性损伤。⑤脂质代谢异常引起肾小血管和肾小球硬化。

3.评估要点 询问患者发病前有无呼吸道感染、风湿热、关节炎及急性肾炎等病史,有无感染、劳累、妊娠、应用肾毒性药物等诱因,有无家族史及过敏史,既往有无类似病史、诊疗经过及用药情况等。

(二)身体状况

多发生于青、中年,多隐匿起病,可有一个相当长的无症状尿异常期。临床表现各不相同,差异较大,血尿、蛋白尿、高血压及水肿为其基本临床表现。早期患者可有乏力、疲倦、腰膝酸痛及食欲减退等。水肿时有时无,多为眼睑和(或)下肢轻、中度水肿,晚期持续存在。

多数患者有轻重不等的高血压,部分患者以高血压为突出表现,甚至出现高血压脑病和高血压心脏病。随着病情进展可出现肾功能减退、营养不良、贫血,最后出现慢性肾衰竭。

慢性肾炎患者有急性发作倾向,在各种诱因的作用下,如感染、过度疲劳等,可出现明显的高血压、水肿和肾功能急剧下降,最终引起肾衰竭。

(三)心理-社会状况

患者常因病程迁延,反复发作,治疗效果不理想,预后不良而产生焦虑、悲观等心理。

(四)辅助检查

1.尿液检查　尿蛋白(＋～＋＋＋),尿蛋白定量为 $1～3g/24h$,尿沉渣镜检可见多形性红细胞及红细胞管型。

2.血液检查　早期多正常或轻度贫血。晚期可有红细胞计数和血红蛋白明显下降。

3.肾功能检查　晚期血肌酐(Scr)及血尿素氮(BUN)增高、内生肌酐清除率(Ccr)下降。

4.超声检查　晚期双肾缩小,皮质变薄。

5.肾活组织检查　可确定慢性肾炎的病理类型。

(五)治疗要点

治疗原则为保护肾脏功能,防治并发症,延缓病情发展,改善或缓解临床症状。治疗措施:①积极控制高血压:选择对肾脏有保护作用的降压药,首选血管紧张素转换酶抑制剂(如卡托普利、贝那普利)和血管紧张素Ⅱ受体拮抗剂(如氯沙坦)。②应用抗血小板药:可延缓肾功能衰退,常用双嘧达莫或小剂量阿司匹林。③避免加重肾损伤因素:如感染、劳累、妊娠及应用肾毒性药物等。

二、护理诊断及合作性问题

1.体液过多　与肾小球滤过率降低、水钠潴留及低蛋白血症等有关。

2.营养失调:低于机体需要量　与摄入量减少、蛋白丢失及慢性病程消耗过多等有关。

3.潜在并发症　慢性肾衰竭。

三、护理措施

(一)一般护理

1.休息与活动　慢性肾炎患者保证充分休息,轻度患者可适度的活动,避免过度劳累。病情重或合并感染、心力衰竭、肾衰竭患者,应限制活动。

2.饮食护理　水肿及血压升高者,应限制钠盐摄入;肾功能减退者,应给优质动物蛋白、低磷饮食,同时注意补充多种维生素,适当增加碳水化合物以满足机体生理代谢所需要的热量,避免加重负氮平衡。

(二)病情观察

密切观察患者的生命体征尤其是血压的变化。准确记录 24 小时出入液量,监测患者尿量及肾功能变化;观察水肿的消长情况及有无胸、腹腔积液的征象。

(三)治疗配合

1.用药护理　使用利尿剂应注意患者有无电解质紊乱;服用降压药时,嘱患者活动时动作要缓慢以防体位性低血压;应用血管紧张素转换酶抑制剂降压时,应监测电解质,防止高血钾;应用血小板解聚药时,注意观察患者有无出血倾向,监测血、凝血时间等;应用糖皮质激素或免疫抑制剂,应注意观察患者有无继发感染、上消化道出血、水钠潴留、血压升高、肝功能损害、骨质疏松及骨髓抑制等。

2.皮肤护理 督促患者保持皮肤清洁,经常洗澡,勤换内衣;水肿患者长期卧床应防止压疮,每2小时翻身1次,避免局部长期受压;协助翻身时避免拖、拉及推等动作;用50%乙醇按摩受压部位,或用温水毛巾湿敷体表水肿部位;尽量减少各种注射和穿刺。必需注射和穿刺者,局部应严格消毒并注意无菌操作,穿刺后延长按压时间。

(四)心理护理

主动与患者沟通,鼓励患者说出其内心感受,对患者提出的问题给予耐心解答,帮助患者调整心态,正确面对现实,积极配合治疗及护理,与家属共同做好患者的疏导工作。

(五)健康指导

1.疾病知识指导 向患者及家属讲解慢性肾炎治疗的相关知识,指导患者及家属学会观察水肿和尿量等变化,学会如何控制饮水量,坚持治疗,树立战胜疾病的信心。定期复查,发现异常及时就诊。指导患者遵医嘱服药,学会观察药物疗效和不良反应,不使用对肾功能有害的药物,如氨基糖苷类抗生素、抗真菌药等。

2.生活指导 指导患者注意个人卫生,预防呼吸道和泌尿道感染;避免重体力劳动和剧烈运动;严格按照饮食计划进餐;嘱患者加强休息,保持良好的心态,以延缓肾功能减退。

第十一节　肾病综合征患者的护理

肾病综合征(nephrotic syndrome,NS)是各种肾小球疾病引起的,以大量蛋白尿(尿蛋白>3.5g/d)、低蛋白血症(血浆清蛋白<30g/L)、水肿和高脂血症为基本特征的一组临床综合征,其中前两项为必备条件。

一、护理评估

(一)健康史

1.常见病因 肾病综合征可分为原发性和继发性两大类。原发性肾病综合征指原发于肾脏本身的肾小球疾病,包括急性肾炎、急进性肾炎、慢性肾炎、原发性系膜肾病等,为免疫介导性炎症所致的肾损害。继发性肾病综合征是指继发于全身性或其他系统的疾病,如系统性红斑狼疮、糖尿病及过敏性紫癜等。

2.评估要点 询问患者相关病史及家族史,了解水肿特点及诊疗经过。

(二)身体状况

1.大量蛋白尿 尿蛋白>3.5g/d,其发生机制是肾小球滤过屏障受损,肾小球对血浆蛋白(多以清蛋白为主)的通透性增加,远远超过近曲小管重吸收能力,形成蛋白尿。

2.低蛋白血症(hypoalbuminemia) 血浆清蛋 A<30g/L,主要是大量蛋白 A 尿中丢失所致。此外,胃黏膜水肿致蛋白质摄入与吸收减少、蛋白质分解增加、肠道排泄过多及肝代偿性合成清蛋白不足也是低蛋白血症的原因。

3.水肿 是肾病综合征最突出的体征。其发生与低蛋白血症所致血浆胶体渗透压明显下降有关。严重水肿患者可合并胸腔、腹腔和心包积液。

4.高脂血症(hyperlipaemia) 以高胆固醇血症最为常见,甘油三酯、低密度脂蛋白及极低密度脂蛋白增高,主要与肝脏合成脂蛋白增加及脂蛋白分解减少有关。

5.并发症

(1)感染：是肾病综合征常见的并发症，也是本病复发和疗效不佳的主要原因之一。与大量蛋白尿和低蛋白血症导致患者营养不良、免疫功能紊乱和激素治疗有关。以呼吸道、泌尿道、皮肤感染最常见。

(2)血栓、栓塞：由于有效循环血容量减少、大量蛋白尿、使用利尿剂使血液浓缩及高脂血症使患者血液呈高凝状态，患者可发生血栓和栓塞，以肾静脉血栓最多见。

(3)急性肾衰竭：因水肿导致有效循环血容量减少，肾血流量不足，引起肾前性氮质血症，经扩充血容量和利尿治疗后多可恢复；少数患者可出现肾实质性急性肾衰竭，表现为无明显诱因而出现少尿、无尿。

(三)心理-社会状况

本病病程长、易复发，部分患者预后差，患者和家属可出现焦虑和悲观情绪。

(四)辅助检查

1.尿液检查　尿蛋白定性为(＋＋＋～＋＋＋＋)，24 小时尿蛋白定量＞3.5g，尿中可有红细胞和颗粒管型等。

2.血液检查　血浆清蛋白＜30g/L，血中胆固醇、甘油三酯、低密度和极低密度脂蛋白增高。血 IgG 可降低。

3.肾功能检查　肾衰竭时，Ccr 降低，BUN 和 Scr 升高。

4.肾活组织检查　有利于明确病理类型，指导治疗和判断预后。

(五)治疗要点

治疗原则以抑制免疫与炎症反应为主，去除病因和诱因，消除水肿，使尿蛋白减少其至消失，同时防治并发症。药物治疗的主要方法是：①抑制免疫与炎症反应：常用药物有糖皮质激素如泼尼松，细胞毒药物如环磷酰胺(cyclophos-phamide)和环孢素 A(cyclosporin A)。②利尿：轻度水肿患者，口服氢氯噻嗪，或加服氨苯蝶啶.或联合应用呋塞米和螺内酯。③提高血浆胶体渗透压：静脉输入血浆清蛋白，提高血浆胶体渗透压，加快吸收组织水分进入血液循环，随尿排出。④减少尿蛋白：应用血管紧张素转换酶抑制剂如卡托普利，扩张出球小动脉，改善肾小球毛细血管通透性等，减少蛋白尿。

二、护理诊断及合作性问题

1.体液过多　与低蛋白血症致血浆胶体渗透压下降等有关。

2.营养失调：低于机体需要量　与大量蛋白尿、摄入减少及吸收障碍有关。

3.潜在并发症　感染、血栓、栓塞、急性肾衰竭。

三、护理措施

(一)一般护理

1.休息与活动　注意休息，不宜过劳，有严重水肿、低蛋白血症者，需卧床休息。长期卧床或水肿严重患者，要经常变换体位，预防压疮；协助患者在床上做关节的运动，防止肢体血栓形成；病情好转后或激素用量减少时，可适当锻炼，如户外散步、早晨耐寒锻炼等。活动量以不感到疲劳为宜。

2.饮食护理　给予正常量的优质蛋白饮食，按 1g/(kg·d)供给，肾衰竭时，应根据内生肌酐清除率调整蛋白质的摄入量。供给足够的热量。为减轻高脂血症，应少进食富含饱和脂肪酸的食物，如动物油脂，多吃富含多聚不饱和脂肪酸的食物，如芝麻油等植物油及鱼油，以及富含可溶性纤维的食物，如燕麦、豆类等。限制水、钠摄入，低盐饮食(每天＜3g)；重度水肿且少尿时严格控制进水量及低盐饮食。补充各种维生素及微量元素。

（二）病情观察

监测生命体征、体重及出入液量的变化。观察有无合并感染及栓塞等，结合身体状况和辅助检查结果判断病情进展。

（三）治疗配合

1.糖皮质激素　长期使用可出现水钠潴留、高血压、动脉粥样硬化、糖尿病、精神兴奋性增高、消化道出血、骨质疏松、继发感染、类肾上腺皮质功能亢进症、满月脸及向心性肥胖等不良反应。使用过程中应注意起始用量要足，撤减药要慢，维持用药要久。

2.免疫抑制剂　常与糖皮质激素合用。使用环磷酰胺的过程中，可出现恶心、呕吐、白细胞计数减少、肝功能损害、脱发、性腺抑制和出血性膀胱炎等不良反应。长期使用环孢素可出现肝肾毒性、多毛、牙龈增生、血压升高和高尿酸血症等。用药过程中应定期进行血液、尿液、肝肾功能和血生化检查，注意监测血药浓度。

3.利尿剂　用药期间应准确记录24小时出入液量，定期复查电解质，发现问题及时报告医生并协助处理。

（四）心理护理

与患者沟通，让患者对治疗及预后有所了解，引导患者多说话，减轻悲观心理，树立战胜疾病的信心，保持良好的心态积极配合治疗与护理。

（五）健康指导

1.疾病知识指导　指导患者注意个人卫生和口腔护理。每天早晚刷牙两次，预防口腔炎，刷牙时选用软毛刷，动作轻柔，防止损伤牙龈及口腔黏膜。饭后用苏打水漱口，每天2～3次，预防真菌感染。坚持遵医嘱服药，尤其使用激素时，勿自行减量或停药，以免引起反跳。教会患者自我监测水肿、尿蛋白和肾功能变化，定期随访。

2.生活指导　指导患者注意休息，避免劳累，适度活动，以免发生肢体血栓等并发症。告诉患者优质蛋白、高热量、低脂及低盐饮食的重要性，合理安排饮食。

第四章　外科常见疾病的护理

第一节　甲状腺功能亢进患者的护理

一、解剖概要

甲状腺位于颈前部,分为左右两个侧叶,中间以峡部相连,有时自峡部向上伸出一椎体叶。甲状腺有两层被膜:真、假被膜。真被膜为甲状腺固有被膜,紧贴腺体;假被膜为甲状腺外层被膜,比内层被膜厚韧,易于剥离。在内外层被膜之间,在甲状腺的背面有左右各两个,呈上下排列的甲状旁腺,上甲状旁腺位于甲状腺侧叶的上中 1/3 交界处,下位于甲状腺侧叶下端的后方。甲状腺的血液供应主要来自甲状腺上、下动脉,甲状腺上动脉起自颈外动脉,甲状腺下动脉起自甲状颈干。甲状腺共有 3 条静脉,甲状腺上、中静脉汇入颈内静脉,甲状腺下静脉汇入无名静脉。与甲状腺手术有关的神经主要有两条:一条是喉上神经,来自于迷走神经,与甲状腺上动脉伴行,在甲状腺的上极分为内支和外支,内支为感觉支,分布在喉黏膜上;外支为运动支,支配环甲肌,使声带紧张。另一条为喉返神经,也来自于迷走神经,沿气管食管的间沟上行,多在甲状腺下极,甲状腺下动脉分支间穿过,位于甲状腺的后内侧,支配声带的运动。

二、病因病理

甲状腺功能亢进简称甲亢,分为原发性甲亢、继发性甲亢和高功能腺瘤三类。原发性甲亢又称 Graves 病,常见于年轻人,在甲状腺肿大的同时出现甲亢症状;其病因目前尚不清楚,一般认为是一种自体免疫性疾病,其淋巴细胞能产生多种 IgG,与甲状腺滤泡上的促甲状腺激素受体结合,导致甲状腺分泌大量甲状腺激素;病理上表现为弥漫性肿大,两侧对称,常伴有突眼征。继发性甲亢较少见,常见于 40 岁以上,病因不清,一般先有结节性甲状腺肿多年,以后再逐渐出现甲亢症状;病理上表现为局部腺体不对称肿大,在一叶或两叶可触及一个以上的结节,大小不等,软硬不一,可有钙化,无眼球突出,容易发生心肌损害。高功能腺瘤是腺体内呈单个、不受脑垂体控制、具有较高的内分泌功能的腺瘤,结节周围的甲状腺组织呈萎缩改变,病人无眼突征。

三、临床表现

(一)症状及体征

1.甲状腺肿　原发性甲亢甲状腺肿大最常见,多为弥漫性肿大,两侧对称;继发性甲亢的腺体肿大,一般为结节性,两侧不对称,结节大小不一,软硬不等;高功能腺瘤则为单个较突出的结节,周围组织明显萎缩。此外,在甲状腺上还可触及震颤,闻及杂音,尤其在甲状腺上动脉进入上极处更为明显。有少数病人无明显的甲状腺肿大,尚有极少数者甲状腺肿大位于胸骨后纵隔内,用放射性核素或 X 射线检查方可查明。

2.全身症状　病人性情急躁易怒,容易激动,多语,失眠多梦,怕热多汗,食欲亢进体重反而减轻(基础代谢率增高的结果),大便次数增多甚至腹泻(肠蠕动增加),双手常有细而速的颤动。

3.心血管系统症状　心悸,脉快(休息时每分钟可达 100 次以上),脉压增大(主要为收缩压升高)。其中脉率增快和脉压升高尤为重要,常作为判断病情严重程度和治疗效果的重要标志。此外,病程长,伴有左心肥大时可有收缩期杂音,严重者可有心律失常、心力衰竭。继发性甲亢易发生心肌损害。

4.眼征　常为原发性甲亢的典型症状,继发性甲亢一般无此表现。典型者为双侧眼球突出、眼裂增宽、瞳孔散大。个别突眼严重者,上下眼睑不能闭合,难以盖住角膜。还有不常见的眼征有:凝视时瞬目减少,眼向下看时上眼睑不随眼球下闭,双眼球内聚合不良等。伴有眼球突出的原发性甲亢又称"突眼性甲状腺肿"。

5.其他　有的还表现为停经、阳痿(内分泌紊乱),个别还伴有周期性肌麻痹(钾代谢障碍)和局部性胫前黏液水肿。

(二)诊断检查

1.基础代谢率测定　用基础代谢检测装置(代谢车)测定,较可靠,也可用简单公式计算:基础代谢率％＝(脉率＋脉压)－111,基础代谢率±10％为正常,＋20％～30％为轻度甲亢,＋30％～60％为中度,＋60％以上为重度。但测定需在清晨空腹静卧下反复进行。

2.甲状腺摄^{131}I率测定　正常甲状腺组织 24h 吸^{131}I率为人体总量的 30％～40％,如果 2h 内甲状腺吸^{131}I率超过人体总量的 25％,24h 内超过 50％,且提前出现吸^{131}I高峰,都说明有甲亢。但应注意,摄取的速度和积聚的程度并不能反映甲亢的严重程度。

3.血清中 T_3、T_4 含量测定　有确诊价值。甲亢时 T_3 上升较快可高于正常 4 倍左右,而 T_4 上升缓慢,仅为正常 2.5 倍,故 T_3 测定对甲亢诊断价值较 T_4 高。在诊断有困难时,可进行促甲状腺激素释放激素(TRH)兴奋试验,如为阴性,即静脉注射 TRH 后,促甲状腺激素(TSH)不增高,则更有诊断意义。

四、治疗要点

甲亢的治疗具体有 3 种方法:抗甲状腺药物治疗、放射性治疗和外科手术治疗。

(一)抗甲状腺药物治疗

抗甲状腺药物治疗主要用于:病情轻、甲状腺较小者;年龄小于 20 岁者;合并有严重脏器功能损害而不宜手术者;也可作为甲状腺手术治疗的术前准备。

(二)放射性^{131}I治疗

放射性^{131}I治疗主要用于:对抗甲状腺药物过敏或因其副作用而不能再继续服药者;或有严重的内脏功能受损而不宜手术;手术后复发;药物治疗无效而又不愿手术者。

(三)甲状腺大部切除术

甲状腺大部切除术仍然是目前治疗甲亢的一种常用且有效的方法。它能使90％～95％的病人痊愈,手术死亡率低于 1％,还有 4％～5％的病人术后可复发甲亢。

1.手术治疗的适应证　中度以上的原发性甲亢,经药物或^{131}I治疗后复发者;继发性甲亢;高功能腺瘤;甲状腺较大,有压迫症状者;疑有恶变者;妊娠 6 个月以内,并有上述指征之一者。

2.手术禁忌证　症状较轻者;青少年患者;老年人或有严重器质性疾病不能耐受手术者。

五、护理诊断

1.睡眠形态紊乱　与机体自主神经功能紊乱,交感神经过度兴奋有关。

2.营养失调　低于机体需要量,与基础代谢率增高显著有关。

3.焦虑　与环境改变、心理不适、手术治疗有关。

4.清理呼吸道无效　与咽喉部及气管功能障碍有关。

5.切口疼痛　与手术创伤有关。

6.潜在并发症　呼吸困难,窒息,甲状腺危象,喉返神经、喉上神经损伤,手足抽搐等。

六、护理目标

1.得以维持病人体重。

2.能较好地休息和睡眠,病情稳定。

3.能接受手术治疗,情绪稳定。

4.术后疼痛得以控制。

5.呼吸道分泌物得以有效控制。

6.术后生命体征平稳,无术后并发症。

七、护理措施

甲亢的外科护理主要包括两个方面:术前护理和术后护理。

(一)术前护理

1.完善术前检查　术前检查包括:①测定基础代谢率,在清晨空腹静卧下反复多次测量,了解甲亢程度,选择手术时机。②测定 T_3、T_4。③甲状腺吸^{131}I率测定。④颈部 X 线摄片,检查气管壁有无软化,了解气管有无受压或移位。⑤心电图检查,了解心脏有无扩大、杂音或心律不齐等。⑥喉镜检查,了解声带功能。⑦血清钙和磷测定,检查神经肌肉的应激性有无增高,了解甲状旁腺功能。

2.术前药物准备　术前药物准备是甲亢手术前准备的重要环节,具体的方法有以下几种。

(1)碘化钾法:①甲基或丙基硫氧嘧啶:300～600mg/次,3～4 次/日,2～3 周病情好转,4～8周得以控制,再服碘剂1～2周。②单用碘化钾法:开始即服碘剂,即复方碘化钾溶液,又称卢戈(Lugols)液,用法是每日 3 次,第 1 日每次 3 滴,第 2 日每次 4 滴,依次逐日增加 1 滴,直到每次 16 滴,维持在每次 16 滴,直到甲亢症状控制后手术。③有少数病人服碘剂后,症状减轻不明显,则在继续服用碘剂的同时,可加用硫氧嘧啶类药物,直到症状控制为止。甲基或丙基硫氧嘧啶能使甲状腺充血、肿大,手术时容易出血,所以,服用本药时,一定要再用碘剂。碘剂的作用是抑制蛋白水解酶,减少甲状腺球蛋白的分解,逐渐抑制甲状腺素的释放,控制甲亢症状;碘剂还可减少甲状腺的血流,使腺体缩小变硬,便于手术。但碘剂只能抑制甲状腺素的释放,不能抑制甲状腺素的合成,因此,一旦停服后,贮存于甲状腺滤泡内的甲状腺球蛋白大量分解,甲亢症状重新出现,甚至更加严重,故不准备手术的病人不服用碘剂。

(2)心得安法:适用于以上不能耐受或不起作用的病例。方法:每次 20～40mg,口服,每 6h1 次,4～7 日后脉率降到正常。由于心得安半衰期不到8h,故在最末一次用药时须在术前1～2h,术后继续口服普萘洛尔 4～7h。术前不用阿托品,以免引起心动过速。

3.术前心理适应　消除病人的顾虑和对手术的恐惧,避免情绪激动。精神过度紧张或失眠者,适当应用镇静剂和安眠药。保持环境安静和通风良好,指导病人少活动,适当卧床休息,以免体力消耗。避免外来过多的不良刺激。

4.术前饮食疗法　给予高热量、高蛋白和富含维生素的饮食,并注意维持病人的液体平衡,加强营养支持疗法。禁用具有强中枢神经兴奋作用的浓茶、咖啡等刺激性饮料。

5.**术前体位训练** 术前教会病人头低肩高体位,可用软枕每日反复多次适应性训练。

6.**眼睛保护** 对于突眼征患者,可戴黑眼罩,睡前应用抗生素眼膏敷眼,以胶布闭合眼睑或油纱布遮盖,以免角膜过度暴露,防止角膜干燥受损,而发生溃疡。

7.**防止呼吸道感染** 术前教会病人有效咳嗽、深呼吸的方法,督促病人戒烟,防止呼吸道感染的发生。

8.**防止麻醉意外** 术日晨手术麻醉前,床边备好无菌手套、拆线包及气管切开包,以防麻醉意外。

完成术前护理进行手术前必须达到以下几个指标:①病人情绪稳定。②睡眠良好。③体重增加。④脉搏<90 次/min。⑤基础代谢率+20%以下。

(二)术后护理

1.**术后观察和护理**

(1)体位:全麻未醒时,应取平卧位,连接好各种引流管道。血压平稳或全麻苏醒后采用半卧位,以利呼吸和引流切口内积血。应鼓励病人在床上变换体位、起身、咳嗽,但注意保持病人头颈部的固定。

(2)保持呼吸道通畅:鼓励病人深呼吸、有效咳嗽,必要时行雾化疗法,及时有效地排出痰液,防止肺部并发症的发生。

(3)病情观察:甲亢术后病人应多巡视,密切观察、定时测量病人生命体征的变化。

(4)切口的观察和护理:甲亢术后病人切口常规放置橡胶引流片或引流管 1~2 天,应密切观察引流物的量、颜色及其性状和通畅度,注意切口渗血情况,及时更换敷料,估计并记录出血量,及时发现有无切口淤血肿胀,避免出现气管受压。

2.**术后特殊药物的应用** 甲亢病人术后继续应用复方碘化钾溶液,每日 3 次,每次 16 滴开始,逐日每次减少 1 滴,直到每次 3 滴为止,共服 2 周左右。年轻患者还常需术后口服甲状腺素干制剂,每日 30~60mg,连服 6~12 个月,以抑制促甲状腺激素的分泌,有一定预防甲亢复发的作用。

3.**饮食和营养** 术后麻醉清醒的病人即可进少量温水,不可过热,以免颈部血管扩张,加重创口渗血,无呛咳、误吸等不适,可逐步给予温热流质饮食,以后逐步过渡到半流质和软饭。鼓励病人加强营养,促进伤口愈合。

4.**术后并发症的防治和护理**

(1)术后呼吸困难和窒息:是术后最危重的并发症,危及病人生命,多在术后 48h 内发生,表现为呼吸困难、烦躁、发绀甚至窒息死亡。常见原因及处理:①手术时止血不彻底或结扎线脱落,引起切口内出血,形成血肿,压迫气管所致;术后经常巡视,发现出血应立即配合床边抢救,拆除缝线,清除血肿,并重新止血。②喉头水肿是由手术操作刺激或气管插管引起。可用蒸汽吸入疗法和静脉滴注氢化可的松 100~200mg,或地塞米松 30mg 静脉滴注,呼吸困难无好转时可行环甲膜穿刺或气管切开。③气管塌陷是切除大部分甲状腺后,已经软化的气管壁失去支持所致,发现后应及时作气管切开。④双侧喉返神经损伤,可引起双侧声带麻痹,出现呼吸困难和窒息。

(2)喉返神经损伤:术中切断、缝合、结扎喉返神经所致的损伤,为永久性损伤;由钳夹、牵拉、血肿压迫、炎症粘连所致的损伤,为暂时性损伤。前者一般在术中立即出现症状,后者一般在术后数天才出现症状,一般经理疗、神经营养药物治疗后,3~6 个月内可逐渐好转。一侧喉返神经损伤,可出现声音嘶哑及发音困难,双侧喉返神经损伤,则出现呼吸困难或窒息。术后麻醉清醒后应鼓励病人大声讲几句话,了解其发音情况,一侧喉返神经损伤引起的声音嘶哑,可由健侧声带过度向患侧内收而好转,护士应认真做好安慰解释工作。

(3)喉上神经损伤:多是由于切断、结扎甲状腺上动、静脉时,远离了腺体上极,未仔细分离所致。若外支损伤,会引起声带松弛、音调降低,如内支损伤,则喉部失去了反射性咳嗽,进食时,特别是饮水时,易发生误吸、呛咳。应注意患者饮水进食情况,一般术后数日可恢复正常。

(4)手足抽搐:是甲状旁腺被切除、挫伤或术后血供不足所致。术后 1~2 日后出现四肢和口唇麻木,手足抽搐。有些损伤轻者,出现的症状轻而短暂,只有面部、唇或手足的针刺感,有的经未损伤的甲状旁腺增生而经过 2~3 周后症状消失。护理应注意适当限制肉类、乳类和蛋类等食品,因含有磷较高,影响钙的吸收。抽搐发作时,立即静脉注射 10% 葡萄糖酸钙或氯化钙 10~20ml。症状轻者可口服葡萄糖酸钙或乳酸钙;症状重或长期不能恢复者,可加服维生素 D_3。口服二氢速固醇油剂效果更佳。

(5)甲状腺危象:发病机制不明,常因术前准备不足,手术适应证选择不当引起,多在术后 48h 内发生。表现为高热、脉速、血压增高,同时有恶心、呕吐、腹泻、烦躁不安,甚至昏迷。如处理不及时或不当,常很快死亡。预防的关键是使甲亢的病人的基础代谢率降至正常范围再施行手术。术后早期对病人定期巡视,加强病情观察,一旦发生危象,立即配合治疗:①肾上腺素能阻滞剂:利血平 1~2mg,肌内注射,或普萘洛尔 5mg,加入葡萄糖溶液 100ml 中静脉滴注。②碘剂:口服复方碘化钾溶液 3~5ml,紧急时用 10% 碘化钠 5~10ml 加入 10% 葡萄糖 500ml 中静脉滴注。③氢化可的松:每日 200~400mg 分次静脉滴注。④镇静剂:常用苯巴比妥钠 100mg,或冬眠合剂 II 号半量肌内注射,6~8h1 次。⑤降温:用退热剂、冬眠药物和物理降温等综合方法,保持病人体温在 37℃ 左右。⑥营养支持:静脉滴注大量葡萄糖溶液补充能量,吸氧,以减轻组织的缺氧。⑦有心力衰竭者,加用洋地黄制剂;⑧保持病房安静,避免强光、噪声的刺激。

八、健康指导

1.讲解术后并发症类型、表现及预防方法,共同防治。

2.对病人进行心理诱导,保持良好的心态,使精神愉快,建立良好的人际关系。

3.鼓励并教会病人早期活动,合理安排休息与睡眠,促进早日康复。

4.嘱咐患者定期去门诊复查,出现心悸、手足震颤、抽搐等情况时及时来院诊治。

第二节　单纯性甲状腺肿患者的护理

单纯性甲状腺肿是因甲状腺素分泌不足,在促甲状腺激素(TSH)反馈性作用下引起腺体代偿性增大。多发生于高原、山区土壤中碘缺乏地区,故又称"地方性甲状腺肿"。其他地区散在发生,女性多见。

一、病因

1.碘缺乏　碘摄入不足,甲状腺素合成缺乏足够的碘。

2.需要量增加　在青春期、妊娠期、哺乳期时机体需要甲状腺素量增加,合成相对不足,可发生轻度弥漫性甲状腺肿,故又称生理性甲状腺肿。

3.合成和分泌障碍　某些食物和药物可引起甲状腺素合成和分泌过程中某一环节的障碍,如进食过多含硫脲类的萝卜、先天性酶类缺乏等,使甲状腺素分泌不足。

二、病理生理

甲状腺滤泡上皮细胞无法合成机体所需甲状腺素,反馈性引起垂体 TSH 分泌增高,刺激甲状腺滤泡上皮细胞增生和代偿性肿大。初期,因缺碘时间短,增生、扩张的滤泡较均匀,散在分布腺体各部,形成弥漫性肿大。随缺碘时间延长,病变继续发展,扩张滤泡可聚集成大小不等结节,即形成结节性甲状腺肿。有时结节因血液供应不良发生退行性变时,可引起囊肿、纤维化、钙化;部分病人继发甲状腺功能亢进。生理性甲状腺肿病因去除后可自行缩小。

三、临床表现

1.症状　多数无自觉不适症状。结节性甲状腺肿继发甲状腺功能亢进时,出现甲状腺功能亢进症状。当腺体结节发生囊内出血时,引起迅速增大,出现疼痛。腺体过度增大压迫气管引起呼吸困难,压迫食管出现吞咽障碍,压迫喉返神经引起声音嘶哑等症状。气管受压过久可使气管软骨变性、软化出现呼吸困难。

2.体征　早期肿大呈对称性,腺体表面光滑、质地柔软,随吞咽上下移动。随后,在肿大腺体的一侧或两侧触及多个(单个)结节。病程较长,形成巨大甲状腺肿时,可下垂于颈下胸骨前方,还可向胸骨后延伸形成胸骨后甲状腺肿。少数结节性甲状腺可继发恶变、甲状腺功能亢进。

四、辅助检查

1.B 超检查　可了解甲状腺大小、形态结构、有无结节、囊性变等情况。

2.T_3、T_4、TSH 检测　T_3、T_4 多在正常低值,TSH 早期明显增高,晚期增高不明显。

3.颈部 X 线检查　可发现不规则胸骨后甲状腺肿及钙化结节,了解有无气管受压、移位及狭窄。

4.放射性核素显影检查　应用 ^{131}I、^{99m}Tc 扫描可了解甲状腺大小、形态结构,有无胸骨后甲状腺等情况。

五、治疗要点

(一)非手术治疗

适应于生理性甲状腺肿,20 岁以下弥漫性甲状腺肿。

1.补碘　多食富含碘食物,如海带、紫菜等海产品。

2.甲状腺素治疗　补充外源性甲状腺素抑制 TSH 分泌,缓解甲状腺继续增生和肿大。常用剂量 30～60mg,每天 2 次,3～6 个月为一个疗程。

(二)手术治疗

有下列情况者行手术治疗:①肿大甲状腺压迫周围器官引起临床表现。②胸骨后甲状腺肿。③巨大甲状腺肿影响生活与工作。④继发甲状腺功能亢进或可疑恶变者。常用术式:甲状腺大部切除术,恶变者行根治术。

六、护理评估

1.健康史　缺碘是引起本病的主要原因,要了解患者是否来自山区或高原地带,是否处在青春期、妊娠期、哺乳期等特殊时期,有无过量食用抑制甲状腺激素合成的食物如白菜、花生、豌豆、萝卜等。

2.**身体状况** 单纯性甲状腺肿一般无功能上的改变,故无全身症状,基础代谢率正常。早期双侧甲状腺呈弥漫性肿大,质软,表面光滑无结节,可随吞咽上、下移动。在肿大腺体一侧或两侧,可扪及多个(或单个)结节,质地较硬,生长缓慢。较大的结节性甲状腺肿,可以压迫邻近器官而引起各种症状。结节性甲状腺肿可继发甲状腺功能亢进,也可发生恶变。

3.**心理-社会状况** 患者因颈部肿大影响自身形象而苦恼、自卑,不愿参加社交活动,情绪低落。

七、护理诊断

1.**有窒息危险** 与肿块增大压迫气管有关。

2.**焦虑** 与不断增大的肿块影响颈部美观有关。

3.**知识缺乏** 与缺乏预防和纠正缺碘的知识有关。

4.**潜在并发症** 有并发甲状腺功能亢进症或癌变。

八、护理目标

1.气管压迫症状未产生或得到及时的解除。

2.焦虑心理得到改善。

3.患者了解进食碘盐或含碘食物的意义,主动配合治疗。

4.甲状腺功能亢进或癌变等并发症得到及时发现、及时处理。

九、护理措施

(一)心理护理

甲状腺肿大病人,大都心情烦躁、敏感,护理人员应深入了解病人的心理状态,营造一个安静、舒适、宽松的治疗环境,重视与病人的沟通、交流,认真做好心理疏导工作,主动介绍疾病发病因素及防治方法,让病人能保持一个良好的心境,主动与医护人员配合。

(二)饮食调护

缺碘是单纯性甲状腺肿的主要病因,应重视饮食结构,指导病人多食海产品,少吃萝卜、黄豆、白菜。提供营养丰富、清淡、易消化的饮食,忌食生冷、辛辣、炙烤食物。

(三)预防

在流行地区,甲状腺肿的集体预防极为重要,一般补充加碘盐。常用剂量为每10～20kg食盐中均匀加入碘化钾或碘化钠1.0g,以满足人体每日需要量。有些地区采用肌肉注射碘油,因其在体内吸收很慢,随身体需碘情况可自行调节,故较服用加碘盐更为有效。另外,鼓励进食海带、紫菜等含碘丰富海产品。青春期、妊娠期、哺乳期机体消耗量增高的时期,应多食用含碘丰富的海产品。

(四)注意病情变化

告知病人结节性甲状腺肿有继发甲状腺功能亢进和恶变可能,应定期门诊随访,必要时手术治疗。

十、健康指导

1.宣传地方性甲状腺肿的预防知识,使患者了解此病的发生原因。

2.教会患者自行检查颈部的方法,注意观察肿块的生长情况。

3.流行地区居民食用碘盐,是预防本病的有效方法。在青春期、妊娠期妇女,应多食含碘丰富的食物,如海带、紫菜等。

第三节　甲状腺肿瘤患者的护理

一、甲状腺腺瘤

甲状腺腺瘤系最常见的甲状腺良性肿瘤,腺瘤周围有完整包膜。按形态学可分为:滤泡状腺瘤和乳头状腺瘤(世界卫生组织将其改名为乳头型滤泡性腺瘤),临床以前者多见。

(一)临床表现

本病以40岁以下女性多见,且多数患者无不适症状,常在无意间或体检时发现颈部有圆形或椭圆形结节,多为单发。结节表面光滑,边界清楚,包膜完整,无压痛,随吞咽上下移动;质地依瘤体性质而异,腺瘤质地较软,而囊性者质韧。腺瘤一般生长缓慢,但乳头状囊性腺瘤因囊壁血管破裂所致囊内出血时,瘤体在短期内可迅速增大并伴局部胀痛。

(二)辅助检查

1.B超检查　可发现甲状腺内肿块;若伴囊内出血,提示存在囊性病变。

2.放射性检查　必要时可作甲状腺核素扫描和甲状腺摄^{131}I测定。

(三)治疗要点

因甲状腺腺瘤可诱发甲亢(20%)和恶变(10%),故应早期行腺瘤侧甲状腺大部分或部分(小腺瘤)切除,且切除标本须即刻行病理学检查,以明确肿块病变性质,若为恶性病变需按甲状腺癌治疗。

二、甲状腺癌

甲状腺癌是甲状腺最常见的恶性肿瘤,约占全身恶性肿瘤的1%,女性发病率高于男性。涉及预后的因素很多,以病理类型最为重要。分化良好的甲状腺癌患者,95%可以较长期存活,特别是乳头状腺癌的生物学倾向良好,预后最好,但少数也可间变为恶性程度极高的未分化癌。手术切除是除未分化癌以外各型甲状腺癌的基本治疗方式,并辅助应用放射性核素、甲状腺激素和放射外照射治疗。除髓样癌外,多数甲状腺癌起源于滤泡上皮细胞。

(一)病理分类

1.按肿瘤的病理类型可分为

(1)乳头状腺癌　约占成人甲状腺癌的60%和儿童甲状腺癌的全部。多见于中青年女性。属低度恶性,生长较缓慢,较早可出现颈淋巴结转移,但预后较好。

(2)滤泡状腺癌　约占甲状腺癌的20%。多见于中年人,肿瘤生长较迅速,属中度恶性;可经血液转移至肺、肝、骨和中枢神经系统,预后较乳头状腺癌差。

(3)未分化癌　约占15%,多见于老年人。发展迅速,其中约50%者早期即有颈淋巴结转移,属高度恶性。肿瘤除侵犯气管和(或)喉返神经或食管外还常经血液转移至肺和骨,预后很差。

(4)髓样癌　仅占7%,常伴家族史。来源于滤泡旁细胞(C细胞),可分泌降钙素,瘤内有淀粉样物沉积;较早出现淋巴结转移,且可经血行转移至肺和骨,恶性程度中等。预后比乳头状腺癌和滤泡状腺癌差,但略好于未分化癌。

2.临床表现

(1)发病初期多无明显症状,仅在颈部出现单个、质地硬而固定、表面高低不平、随吞咽上下移动的肿块。未分化癌块可在短期内迅速增大,并侵犯周围组织。因髓样癌组织可产生激素样活性物质,患者可出现腹泻、心悸、脸面潮红和血清钙降低等症状,并伴其他内分泌腺体的增生。

(2)晚期癌肿除伴颈淋巴结肿大外,常因喉返神经、气管或食管受压而出现声音嘶哑、呼吸困难或吞咽困难等;若颈交感神经节受压可引起 Horner 综合征;若颈丛浅支受累可出现耳、枕和肩等处疼痛。甲状腺癌远处转移多见于扁骨(颅骨、椎骨、胸、盆骨等)和肺。

3.辅助检查

(1)实验室检查 除血生化和尿常规检查外,还包括测定甲状腺功能,血清降钙素测定有助于髓样癌的诊断。

(2)B超检查 测定甲状腺大小,探测结节的位置、大小、数目及邻近组织的关系。结节若为实质性且呈不规则反射,则恶性可能大。

(3)放射性核素扫描 甲状腺核素扫描和甲状腺摄^{131}I测定。

(4)X线检查 颈部 X 线摄片可了解有无气管移位、狭窄、肿块钙化及上纵隔增宽。胸部及骨骼摄片有助于排除肺和骨转移的诊断。

(5)细针穿刺细胞学检查 系明确甲状腺结节性质的有效方法,该诊断的准确率可达80%以上。

4.治疗要点

手术切除是各型甲状腺癌的基本治疗方法,并辅助应用甲状腺激素、放射性核素和放射外照射等治疗。

(1)手术治疗:一般多行患侧腺体连同峡部全切除、对侧腺体大部分切除,并根据病情及病理类型决定是否加行颈部淋巴结清扫或放射性碘治疗等。

(2)内分泌治疗:甲状腺癌行次全或全切除者应终身服用甲状腺素片,可用甲状腺片或左甲状腺素口服,用药期间定期测定血 T_3、T_4 和 TSH,以此调整用药剂量。一般剂量以控制 TSH 保持在低水平,但不引起甲亢为宜。

(3)放射性核素治疗:术后^{131}I治疗主要适用于 45 岁以上乳头状腺癌和滤泡状腺癌、多发癌灶、局部侵袭性肿瘤及有远处转移者。

(4)放射外照射治疗:主要适用于未分化型甲状腺癌。因其恶性程度高、发展迅速,常在发病 2~3 个月后即出现局部压迫或远处转移症状,故对该类患者通常以外放射治疗为主,手术治疗仅为解除压迫症状。

三、护理

(一)护理评估

1.术前评估

(1)健康史和相关因素 除评估患者的一般资料,如年龄、性别等外,还应询问其有无其他肿瘤病史,了解其既往健康状况及有无手术史和相关疾病的家族史。

(2)身体状况

1)局部:①肿块与吞咽运动的关系。②肿块的大小、形状、质地和活动度。③肿块的生长速度。④颈部有无肿大的淋巴结。

2)全身:①有无压迫症状,如声音嘶哑、呼吸困难、吞咽困难、Horner 综合征等。②骨和肺转移征象。③腹泻、心悸、脸面潮红和血清钙降低等症状。④伴有其他内分泌腺体的增生。

(3)辅助检查 包括基础代谢率,甲状腺摄^{131}I率,血清 T_3、T_4 含量,TSH 测定,放射性核素扫描和 B 型超声等检查。

（4）心理-社会状况

1）心理状态：患者常在无意中发现颈部肿块，病史短且突然，或因已存有多年的颈部肿块在短期内迅速增大，因而担忧肿块的性质和预后，表现为惶恐、焦虑和不安，故需正确了解和评估患者患病后的情绪、心情和心理变化状况。

2）认知程度：患者和家属对疾病、手术和预后的不同认知程度会影响患者对手术和治疗的依从性及疗效。护士对患者和家属应分别做好评估：①对甲状腺疾病的认知态度。②对手术的接受程度。③对术后康复知识的了解程度。

2.术后评估

（1）一般情况：包括麻醉方式、手术方式，术中情况、术后生命体征、切口和引流情况等。

（2）呼吸和发音：加强对甲状腺术后患者的呼吸节律、频率和发音状况的评估，以利早期发现并发症。

（3）并发症：甲状腺术后常见并发症有呼吸困难和窒息、喉返神经损伤、喉上神经损伤和甲状旁腺损伤。

1）呼吸困难和窒息：是最危急的并发症，多发生于术后 48h 内。临床表现为进行性呼吸困难、烦躁、发绀，甚至窒息；可有颈部肿胀，切口渗出鲜血等。常见原因：①切口内出血压迫气管，主要系手术时止血不完善、血管结扎线滑脱或凝血功能障碍所致。②喉头水肿，可因手术创伤或气管插管所致。③气管塌陷，气管壁长期受肿大甲状腺压迫而发生软化；在切除甲状腺大部分腺体后，软化气管壁失去支撑所致。④双侧喉返神经损伤。

2）喉返神经损伤：发生率为 0.5%。单侧喉返神经损伤，大多引起声音嘶哑，虽可经健侧声带向患侧过度内收而代偿，但不能恢复其原有音色。双侧喉返神经损伤依其平面的不同，可因双侧声带麻痹而失声，严重者发生呼吸困难，甚至窒息。喉返神经损伤多数是由于手术时损伤，如切断、缝扎、钳夹或牵拉过度所致，少数是由于血肿压迫或瘢痕组织的牵拉引起。前者在术中立即出现症状，后者在术后数天才出现症状。损伤的后果与损伤的性质（永久性或暂时性）和范围（单侧或双侧）密切相关。

3）喉上神经损伤：多在处理甲状腺上时损伤喉上神经内支（感觉支）或外支（运动支）所致。外支受损可使环甲肌瘫痪，引起声带松弛和声调降低。内支受损会使喉部黏膜感觉丧失，在进食，特别是饮水时，患者因喉部反射性咳嗽的丧失而易发生误咽或呛咳。

4）甲状旁腺损伤：多数患者症状轻且短暂，常在术后 1～2d 出现面部、唇或手足部的针刺、麻木或强直感；少数严重者可出现面肌和手足伴有疼痛的持续性痉挛、抽搐；每日发作多次，每次持续 10～20min 或更长，甚至可发生喉、膈肌痉挛和窒息。其主要系手术时甲状旁腺被误切除、挫伤或其血液供应受累，致血钙浓度下降，神经、肌应激性增高所致。

（二）护理诊断

1.焦虑　与颈部肿块性质不明、环境改变、担心手术及预后有关。

2.潜在并发症　呼吸困难和窒息、喉返和（或）喉上神经损伤、甲状旁腺损伤等。

3.清理呼吸道无效　与咽喉部及气管受刺激、分泌物增多及切口疼痛有关。

（三）护理措施

1.术前护理

（1）热情接待患者，了解其对所患疾病的感受，告知患者有关甲状腺肿瘤及手术方面的知识,说明手术必要性及术前准备的意义,有效缓解焦虑。

(2)指导患者进行手术体位的练习(将软枕垫于肩部,保持头低、颈过伸位),以利术中手术野的暴露。

(3)对精神过度紧张或失眠者,遵医嘱适当应用镇静剂或安眠药物,使其处于接受手术的最佳身心状态。

(4)皮肤准备:男性应剃除胡须。

2.术中护理

(1)麻醉:颈丛神经阻滞麻醉或全身麻醉。

(2)体位:仰卧位,颈部过伸位(患者肩部垫高,头后仰,两侧放置沙袋固定,使头部与躯干保持在同一条直线上)。

(3)术中配合

1)手术床前后各准备一升降桌,分别放置头单和甲单,打开甲单后,将甲单的两根带子从双肩上接过绕耳后,系于颈后;在铺巾时用两块治疗巾分别做两个球置于颈部两侧沙袋上。

2)在切开颈阔肌后,用直血管钳或鼠齿钳分离皮瓣。在剥离甲状腺上、下动静脉时,注意调节灯光及准备缝扎线。

3)密切观察患者呼吸情况,配合手术医生检查患者声音是否嘶哑,以便及时发现喉返神经损伤。

4)手术即将结束时,将患者的头部放平,减少伤口的张力,便于缝合。

5)在包扎伤口时,注意胶布不要粘到患者的头发上。

6)术毕搬运时用手托住患者头、颈部,防患者自行用力,引起出血。

(三)术后护理

1.指导患者保持头颈部舒适体位,在改变卧位、起身和咳嗽时可用手固定颈部,以减少震动和保持舒适。

2.做好生命体征观察,尤其是呼吸、发音和吞咽情况。密切观察伤口敷料及引流管情况,有异常发现及时处理。

3.全麻术后清醒无呕吐者,6h后即可进食,一般术后第2天进食。

4.行颈淋巴结清扫术者,因手术创伤大、疼痛不适会加重患者对预后的担忧,故需遵医嘱及时给予镇痛,以利休息和缓解焦虑。

5.做好术后并发症观察和护理,一旦发现并发症,及时通知医生,配合抢救。

(1)呼吸困难和窒息:多发生于术后12~48h,因血肿压迫所致呼吸困难或窒息。主要预防和急救措施包括:床旁备气切包,对因血肿压迫所致呼吸困难或窒息者,须立即配合进行床边抢救,即剪开缝线,敞开伤口,迅速除去血肿,结扎出血的血管。若患者呼吸仍无改善则需行气管切开、吸氧;待病情好转,再送手术室作进一步检查、止血和其他处理。对喉头水肿所致呼吸困难或窒息者,应即刻遵医嘱应用大剂量激素,如地塞米松30mg静脉滴入,若呼吸困难无好转,可行环甲膜穿刺或气管切开。

(2)喉返和喉上神经损伤:观察患者术后发音情况,有无声调降低或声音嘶哑。术中缝扎引起的神经损伤属永久性;钳夹、牵拉或血肿压迫所致损伤者多为暂时性,经理疗等处理后,一般在3~6个月内可逐渐恢复;若严重损伤所致呼吸困难和窒息者多需即刻作气管切开。喉上神经内支受损者,因喉部黏膜感觉丧失所致反射性咳嗽消失,患者在进食,尤其在饮水时,易发生误咽和呛咳,故要加强对该类患者在饮食过程中的观察和护理,并鼓励其多进食固体类食物,一般经理疗后可自行恢复。

(3)甲状旁腺损伤:与术中甲状旁腺误切有关。观察术后患者有无口唇及四肢麻木情况。一旦患者主诉有口唇麻木等,立即通知医生,测血钙、磷,按医嘱口服补钙或静脉补钙。

(四)护理评价

1.患者情绪是否稳定,能否安静休息。患者及其家属对甲状腺手术的接受程度和治疗护理配合情况。

2.患者术后生命体征是否稳定,有无呼吸困难、出血、喉返和喉上神经损伤、甲状旁腺损伤等并发症出现,防治措施是否恰当及时,术后恢复是否顺利。

3.患者术后能否有效咳嗽,及时清除呼吸道分泌物,保持呼吸道通畅。

(五)健康教育

1.心理调适 甲状腺癌患者术后存有不同程度的心理问题,应指导患者调整心态,正确面对现实,积极配合治疗。

2.功能锻炼 为促进颈部功能恢复,术后患者在切口愈合后可逐渐进行颈部活动,直至出院后3个月。颈淋巴结清扫术者,因斜方肌不同程度受损,功能锻炼尤为重要,故在切口愈合后即应开始肩关节和颈部的功能锻炼,并随时保持患侧上肢高于健侧的体位,以防肩下垂。

3.治疗 甲状腺全切除者应遵医嘱坚持服用甲状腺素制剂;术后需行放射治疗者应遵医嘱按时治疗。

4.随访 教会患者颈部自行体检的方法;患者出院后须定期随访,复诊颈部、肺部和甲状腺功能等。若发现结节、肿块或异常应及时就诊。

第四节　门静脉高压症外科治疗患者的护理

门静脉高压症(portal hypertension)是门静脉血流受阻、血液淤滞引起门静脉压力增高的临床综合征。临床上表现有脾肿大、脾功能亢进、食管胃底静脉曲张或破裂出血、腹腔积液等。

一、护理评估

(一)健康史

(1)评估患者的一般资料。

(2)评估患者病因与既往病史:大部分患者有长期的肝炎与肝硬化病史;在长江中下游地区的患者,也可能有血吸虫病病史。

(3)评估患者大出血的诱因:肝硬化患者的食管胃底静脉曲张者50%～60%可发生破裂大出血,大出血常与劳累、进食坚硬粗糙食物有关,也常与咳嗽、呕吐、用力排便、负重活动等可使腹内压突然升高的因素有关。

(二)身心状况

1.症状

(1)脾肿大及脾功能亢进:脾肿大均伴发不同程度的脾功能亢进,患者表现为容易发生感染、黏膜及皮下出血,逐渐出现贫血。

(2)呕血和黑便:食管胃底曲张静脉破裂出血是门静脉高压症患者常见的危及生命的并发症,一次出血量可达 1000～2000mL。患者表现为呕鲜红色血液和排柏油样黑便。

(3)腹腔积液:腹腔积液是肝功能损害的重要表现,约 1/3 的患者有腹腔积液,常伴腹胀。

(4)其他:患者常出现食欲减退、恶心、呕吐,还可有腹泻、便秘、消瘦、虚弱无力等症状。

2.体征

(1)脾脏肿大:脾脏有不同程度的肿大,在左侧肋缘下可触及,严重肿大者可达脐下。早期,肿大的脾质软、活动;晚期因纤维组织增生粘连使其活动度降低,故脾较硬。

(2)肝功能减退相应体征:营养不良时,部分患者可出现黄疸、贫血、蜘蛛痣、肝掌、男性乳房发育、睾丸萎缩等。重者腹部膨隆,腹壁静脉怒张,腹部叩诊可有移动性浊音,下肢可出现低蛋白性水肿。

3.辅助检查

(1)血常规:全血细胞计数减少,以白细胞和血小板下降最为明显。

(2)血生化:肝功能检查中可发现血清转氨酶和胆红素增高、血清蛋白下降、白蛋白与球蛋白比值倒置、凝血酶原时间延长等。

(3)B 型超声检查:了解肝、脾大小和有无肝硬化、腹腔积液及其严重程度。

(4)彩超检查:了解脾静脉、门静脉、肾静脉直径及其有无血栓形成以及门静脉血流量及血流方向等。

(5)纤维胃镜检查可确定有无食管、胃底静脉曲张及其严重程度,以及有无出血危象。

(6)X 线检查:钡餐检查观察有无食管、胃底静脉曲张,必要时可做肝静脉、门静脉及下腔静脉造影,以确定静脉受阻部位及侧支回流情况。

4.心理、社会状况　患者常有明显的心理及情绪状态的改变,如哭泣、烦躁、易怒、忧郁、失眠等。合并上消化道大出血时,常表现为精神紧张、有恐惧感。对手术及预后的种种顾虑,尤其是上消化道大出血的反复等,常使患者情绪消沉、悲观、食欲下降,甚至表现出不合作言行。

二、主要护理诊断及医护合作性问题

(1)焦虑或恐惧与下列因素有关:①因长期患病,失去康复信心。②突然呕血、便血造成精神刺激。③对于手术及预后的顾虑。

(2)营养失调(低于机体需要量):与肝功能损害、胃肠消化吸收功能不良、出血等因素有关。

(3)体液过多:出现腹腔积液,可能与肝功能损伤所致低蛋白血症、胶体渗透压降低等有关。

(4)有体液不足的危险:与食管胃底曲张静脉破裂出血有关。

(5)知识缺乏:与下列因素有关:①患者文化水平低。②对健康有错误认识。③缺乏健康及康复指导。

(6)潜在并发症:休克、感染、肝性脑病等。

三、护理措施

(一)一般护理

1.合理休息　指导患者合理休息,适当活动,必要时卧床休息,可减轻代谢方面的负担,增加肝血流量,有利于保护肝功能。

2.合理营养 患者宜进食低脂、高糖、高维生素饮食,一般应限制蛋白质摄入量,但肝功能尚好者可给予富含蛋白质饮食,同时限制液体和钠的摄入。

3.注意饮食 禁烟酒,避免进食粗糙、干硬、油腻、有刺激性的食物。

4.其他 避免引起腹内压增高的因素,以免诱发曲张静脉破裂出血。

(二)心理护理

通过谈话、观察等方法,及时了解患者的心理状态,针对性地做好解释及思想工作,多给予安慰和鼓励,使之增强信心、积极配合,以保证治疗护理计划地顺利实施。对急性上消化道大出血患者,要专人看护,关心体贴。工作中要冷静沉着,抢救操作应娴熟,使患者消除精神紧张和顾虑。

(三)病情观察

1.观察一般情况 仔细观察皮肤、牙龈有无出血及黑便等内出血的征兆。

2.观察生命体征 密切观察体温、脉搏、呼吸及血压的变化,早期发现内出血征象,并可判断出血量。

3.观察肝性脑病的征象 如神志、性格的改变等。

(四)治疗指导

1.治疗原则

门静脉高压症以内科治疗为主。但发生食管胃底曲张静脉破裂出血、严重的脾肿大或伴明显的脾功能亢进、肝硬化引起的顽固性腹腔积液,常须采取外科手术处理。

(1)非手术治疗护理:

1)营养不良、低蛋白血症者静脉输注支链氨基酸、人体白蛋白或血浆等。

2)贫血及凝血机制障碍者可输注新鲜血液、肌内注射或静脉滴注维生素K。

3)适当使用肌苷、辅酶A、葡萄糖醛酸内脂(肝泰乐)等保肝药物,补充维生素B、维生素C、维生素E,避免使用巴比妥类、盐酸氯丙嗪、红霉素等损害肝功能的药物。

4)手术前3~5d静脉滴注GIK溶液(即每日补给葡萄糖200~250g,并加入适量胰岛素及氯化钾),以促进肝细胞营养储备。

5)在出血性休克及合并较重感染的情况下应及时吸氧。

6)及时处理食管胃底曲张静脉破裂出血。①立即输液输血,补充血容量:输血时最好使用新鲜血液,输液首选平衡盐溶液。②应用止血和护肝药物:垂体后叶素可收缩血管,减少门静脉回血量,降低门静脉压力达到止血目的。常用5~10U加10%葡萄糖20~40mL,缓慢静脉注射;或20U加5%葡萄糖200ml,静脉滴注(20min内)。也可使用维生素K、对羧基苄胺、酚磺乙胺、6-氨基己酸、维生素B和维生素C等。③三腔二囊管压迫止血:这是治疗门静脉高压所致上消化道出血的简单、有效的方法,通过气囊机械性压迫胃贲门和食管下端静脉达到止血目的,但此法再出血率较高,故不常用,只作为临时处理。④硬化剂注射治疗:常用5%鱼肝油酸钠、无水酒精、5%乙醇油酸盐等作为硬化剂,利用纤维内镜将硬化剂直接注入曲张静脉内,引起血栓而达到止血目的,但此法再出血复发率较高,并发症也较多。

(2)手术治疗:

紧急制止食管、胃底曲张静脉破裂出血的手术方式有断流术、分流术;消除脾功能亢进,特别是对晚期血吸虫病肝硬化引起的脾肿大和脾功能亢进,行单纯脾切除术效果良好;对终末期肝病或肝硬化所致的顽固性腹腔积液,有效的治疗是进行肝移植。

1)门体分流术通过手术将门静脉系与腔静脉系连接起来,使压力较高的门静脉系血液直接分流到腔静脉系中去。

①优点控制出血的近期效果及远期效果均较满意,控制出血率可达85%～100%;同时可缓解胃黏膜病变。

②缺点手术后,门静脉回肝血流减少,甚至形成离肝血流;肠道内产生的氨被吸收后不再经过肝脏解毒而直接进入腔静脉和全身血液循环,导致肝性脑病的发生率明显增高。

③手术方式:a.非选择性分流术:门—腔静脉分流术、脾—腔静脉分流术、脾—肾静脉分流术、肠系膜—上、下腔静脉分流术等。b.选择性分流术:远端脾—肾静脉分流术,可使早期肝性脑病发生率降低。

2)断流术:通过阻断门—奇静脉间反常血流达到止血目的。

①优点:既能阻断门—奇静脉间的反常血流,防治曲张静脉破裂出血;又能保持门静脉的向肝血流,利于维护术后肝功能。

②缺点:食管胃底静脉易再次曲张,术后再出血率明显高于分流术;术后腹腔积液加重且难以控制。

③手术方式:最有效的是脾切除加贲门周围血管离断术。

3)分流加断流联合术式:

①优点:联合术式既能保持一定的门静脉压力及门静脉回肝的血液供应,又能疏通门静脉系统的高血流状态,是一种较理想的治疗门静脉高压症的手术方法。

②手术方式:门—腔静脉分流术加肝动脉强化灌注术;贲门周围血管离断加肠系肠—上、下腔静脉分流术;脾次全切除腹膜后移位加断流术等。

4)脾切除术:用于严重脾肿大合并脾功能亢进者。

5)腹腔-颈静脉转流术:主要用于顽固性腹腔积液患者。

6)肝移植是终末期肝硬化门静脉高压患者的唯一有效的治疗手段。

2.手术治疗护理

(1)术前护理:

1)提高患者手术耐受能力:见非手术治疗护理措施。

2)预防食管胃底曲张静脉破裂出血:告诫患者不可剧烈咳嗽、打喷嚏、用力排便、负重等;避免干硬食物或刺激性食物(辛辣食物或酒类);饮食应以温凉为主,不可过热;口服药片应研成粉末冲服。

3)术前放置胃管:应选细软胃管,并充分涂抹液体石蜡,手法轻巧,协助患者吞入。

4)预防感染:手术前2～3d口服新霉素或链霉素等肠道杀菌剂及甲硝唑,可减少肠道内氨的产生,预防术后肝性脑病;手术前一晚进行清洁灌肠,避免手术后肠胀气压迫血管吻合口。

5)脾—肾静脉分流术前:准备除上述准备外,还需进行肝、肾功能及凝血功能检查。

(2)术后护理:

1)一般护理①术后体位:分流术后48h内取平卧位或15。低半卧位,2～3d后改半卧位。②休息与活动:避免过多活动,翻身动作宜轻柔;一般手术后卧床1周,不宜过早下床活动,以防血管吻合口破裂出血。③饮食与营养:在肠蠕动恢复后,可给予流质饮食,后渐改为半流食饮食或普食;分流术后应限制蛋白质饮食;忌粗糙和过热的食物;禁烟酒。

2)病情观察①密切观察患者神志、血压、脉搏、呼吸的变化。②注意观察胃肠减压状况和腹腔引流液的性状和量,考虑是否发生内出血。

3)腹腔引流管护理左侧膈下易积血、积液,若引流不畅可致左侧膈下感染,膈下感染等因素可致胸腔反应性积液或脓胸。故膈下引流管要保持通畅,必要时应接负压吸引,注意观察并记录引流量及性质。每日更换引流管时注意无菌操作。一般手术后2~3d,引流量可减少至每天10mL。以下,引流液色清淡时,即可拔管。

4)预防感染遵医嘱使用抗生素至体温恢复正常;做好患者口腔护理;有黄疸者及时止痒,保护皮肤清洁;身体情况较差者可进行病室隔离,防止交叉感染。

(3)术后并发症的防治与护理:

1)肝性脑病分流术后:部分门静脉血未流经肝脏解毒而直接进入体循环,因其血氨含量高,加之术前肝功能已有不同程度受损及手术对肝功能的损害等,术后易诱发肝性脑病。若发现患者有神志淡漠、谵妄,应立即通知医师,并遵医嘱测定血氨浓度,对症使用谷氨酸钾、谷氨酸钠,降低血氨水平;限制蛋白质的摄入,减少血氨的产生;忌用肥皂水灌肠,减少血氨的吸收。

2)静脉血栓形成:脾切除后血小板迅速增高,有诱发静脉血栓的危险。术后2周内每日或隔日复查一次血小板,如超过$600×10^9$个/L,应考虑进行抗凝处理,并注意用药前后凝血时间的变化。脾切除术后不再使用维生素K及其他止血药物,以防血栓形成。

四、健康教育

1.饮食指导

(1)饮食规律,少量多餐,以糖类食物为主。

(2)无渣饮食,禁忌烟酒,避免粗糙、干硬、过热、辛辣的食物,以免损伤食管黏膜,诱发再次出血。

2.生活指导

(1)保证充分休息,避免劳累和过度活动;一旦出现头晕、心慌、出汗等症状,应卧床休息,逐渐增加活动量。

(2)鼓励患者自我照顾,保持安静、乐观的精神,树立战胜疾病的信心,消除紧张、恐惧、焦虑和抑郁情绪。

3.后续治疗指导 遵医嘱服用保肝药物,定期复查肝功能。

第五节 胆道蛔虫病患者的护理

胆道蛔虫病(biliary ascariasis)是指肠道蛔虫上行钻入胆道所引起的一系列临床症状,是常见的急腹症之一。发病对象多见于儿童和青少年,发病率农村高于城市。随着卫生设施的逐步改善、肠道蛔虫的减少,本病的发病率也明显下降,大多数患者经非手术治疗可痊愈。

蛔虫寄生在小肠中、下段内,喜碱性环境,且具有钻孔癖性。当寄生的环境发生改变,如发热、饥饿、驱虫不当、饮食不节、消化功能紊乱等时,蛔虫则向上窜动,经十二指肠钻入胆道,引起Oddi括约肌痉挛而出现典型表现。

一、护理评估

(一)健康史

了解患者有无发热、饥饿、驱虫不当、饮食不节、消化功能紊乱等蛔虫寄生环境改变的因素,询问患者既往有无肠道蛔虫病及类似发病情况。

(二)身心状况

1.症状

(1)腹痛:患者突然感到剑突下或上腹部阵发性钻顶样绞痛,可向右肩背部放射。发病时辗转不安、痛苦呻吟、大汗淋漓;疼痛可反复发作,持续时间不一;也可突然自行缓解,间歇期可全无症状,如同正常人。

(2)恶心、呕吐:疼痛时伴恶心、呕吐,少数患者可呕出蛔虫。

(3)畏寒、高热、黄疸:当患者合并胆道梗阻继发感染时可出现畏寒、高热、黄疸。

2.体征　单纯性胆道蛔虫病患者体征轻,表现为腹软、剑突偏右处仅有轻压痛,其最大特点是体征与症状不相符合,即剧烈的腹痛与较轻的腹部体征不相称,即所谓"症征不符"。当合并梗阻感染时可触及肿痛的胆囊与肝脏。若出现胰腺炎、肝脓肿时,可出现相应体征。

3.辅助检查

(1)实验室检查

1)血常规:WBC 计数升高,嗜酸性粒细胞升高,如合并胆道感染时,中性粒细胞比例增高。

2)大便:查找蛔虫虫卵。

(2)影像学检查

1)B 型超声:B 型超声是诊断本病的首选方法,可显示胆道内有平行强光带及蛔虫影。

2)ERCP:可在胆道下段发现蛔虫,并可在镜下夹取出蛔虫。

4.心理、社会状况　了解患者是否因疼痛引起烦躁不安、焦虑等心理反应,了解患者及家属对疾病的认知情况。

二、主要护理诊断及医护合作性问题

(1)疼痛:与蛔虫钻入胆道导致 Oddi 括约肌痉挛有关。

(2)知识缺乏:与患者缺乏饮食卫生保健知识有关。

(3)体温增高:与继发胆道感染有关。

三、护理措施

(一)一般护理

1.休息与体位　疼痛发作期协助患者卧床休息,并帮助患者采取舒适的体位,大量出汗时及时协助患者更衣。

2.饮食与营养　患者疼痛发作期暂禁食,遵医嘱及时补充液体与电解质,维持水、电解质及酸碱平衡。疼痛间歇期,鼓励患者合理饮食,保证足够水分摄入。

(二)心理护理

评估患者的心理状态,多与患者沟通,对患者给予精神上的鼓励和支持,消除患者的紧张心理,使其更好地配合检查与治疗。

(三)病情观察

密切观察患者体温、腹痛的部位及性质、黄疸等情况,出现异常及时报告医师并积极配合处理。

(四)对症护理

1.减轻或控制疼痛　对疼痛患者应指导其采用舒适体位并做深呼吸运动,同时遵医嘱使用止痛药物。

2.止呕　对呕吐患者应做好相应护理,必要时遵医嘱使用止呕药物。

(五)治疗指导

1.治疗原则　以非手术治疗为主,经非手术治疗无效或出现严重并发症时考虑手术治疗。

(1)解痉止痛:遵医嘱给予阿托品(0.5mg,皮下注射)或山莨菪碱(604-2,5～10mg 肌内注射)等止痛药。必要时可加用哌替啶(25～50mg,肌内注射)治疗。但禁止单独使用吗啡,以免引起 Oddi 括约肌痉挛,用药过程中注意观察疗效和不良反应。

(2)抗感染:遵医嘱使用有效抗生素预防和控制感染。

(3)利胆驱虫。

①服用食醋、乌梅汤:有止痛作用,因蛔虫喜欢碱性环境,酸性环境不利于蛔虫活动,故疼痛发作时,用食醋、乌梅汤可使蛔虫静止,通过减轻刺激达到止痛的目的。

②氧气经胃管注入:有驱虫和镇静作用。

③服用驱虫药物:当患者症状缓解后服用驱虫药行驱虫治疗。常用驱虫药物有驱虫净、哌嗪(驱蛔灵)、左旋咪唑等,于清晨空腹或晚上临睡前服药。服药后观察排虫情况,并继续服用利胆药物 2 周,以利于虫体残骸排出。

2.手术治疗　适用于经非手术治疗无效或症状加重,以及合并严重并发症者。常用手术方式有胆总管切开探查术、T 管引流术。

3.手术护理　对手术治疗的患者,按胆总管切开探查术及 T 管引流术的护理措施进行护理。

四、健康教育

1.饮食卫生指导　指导患者养成良好的饮食卫生习惯,告知患者不喝生水,餐前及便后洗手,蔬菜洗净、煮熟、不生吃,水果洗净削皮,生菜、熟食分开清洗准备。

2.驱虫指导　指导患者正确驱虫,告知服用药物的时间、方法,服药后注意观察排虫情况。

第六节　急性胰腺炎患者的护理

急性胰腺炎(acute pancreatitis)是胰腺分泌的胰酶在胰腺内被激活,对胰腺组织自身消化而引起的急性化学性炎症,分为单纯性(水肿性)胰腺炎和出血坏死性(重症)胰腺炎。前者病情轻,预后好;后者病情发展快,并发症多,死亡率高。

急性胰腺炎的发病与下列因素有关。

1.梗阻　梗阻是最主要的病因,胆结石、胆管炎、胆道蛔虫、肝胰壶腹部狭窄、Oddi 括约肌痉挛、肿瘤等均可引起胰胆共同通道受阻,导致胆汁进入胰管,激活胰酶,从而引起自身消化。单纯胰管梗阻使胰管扩张、管内压力增高,导致胰小管破裂、胰液外溢,消化胰腺及周围组织。约一半的患者有胆道疾病病史,胆总管下端发生结石嵌顿、胆道蛔虫症等造成胆道梗阻,诱发急性胰腺炎,称为胆源性胰腺炎。

2.暴饮暴食　暴饮暴食,特别是高蛋白、高脂肪食物刺激胰液大量分泌,引起十二指肠乳头水肿与 Oddi 括约肌痉挛,导致胃肠功能紊乱,剧烈呕吐致十二指肠内压骤增,使胰胆共同通道受阻。

3.酗酒　大量酗酒也是主要原因之一,乙醇使胃酸分泌增多,而胃酸刺激胰液素和胰酶素的分泌,促使胰液大量分泌,使 Oddi 括约肌阻力增加。

4.其他因素　创伤、严重感染、高钙血症、胰腺缺血、生物毒素等都可引起急性胰腺炎。

一、护理评估

(一)健康史

(1)了解患者有无胆道疾病,特别是胆石症病史。

(2)询问有无暴饮暴食、酗酒等发病诱因。

(3)评估有无创伤、特异性感染、药物因素、高脂血症、高钙血症、妊娠等。

(二)身心状况

1.症状

(1)腹痛:腹痛是本病的主要症状,常于饱餐和饮酒后突然发作,呈持续性、刀割样剧烈腹痛,多位于上腹正中或偏左,可放射至腰、背部,有时疼痛呈束带状。

(2)腹胀与恶心、呕吐:早期呕吐剧烈而频繁,呕吐后腹痛不缓解。随着病情发展,因肠管浸泡在含有大量胰液、坏死组织和毒素的血性腹腔积液中而演变为麻痹性肠梗阻,腹胀更为明显,并可出现持续性呕吐。

(3)休克:出血坏死性胰腺炎患者可出现休克,患者表现为烦躁不安、面色苍白、皮肤湿冷、脉搏细弱、血压下降,少数患者可出现猝死。早期以低血容量性休克为主,晚期合并感染性休克。

(4)水、电解质紊乱:呕吐和腹膜炎可引起脱水和代谢性酸中毒。胰脂肪酶将脂肪分解为脂肪酸后,脂肪酸与钙离子结合成脂肪酸钙,可使血钙降低,出现手足抽搐。

(5)发热:急性水肿性胰腺炎可不发热或轻度发热,体温超过 39℃提示急性出血坏死性胰腺炎继发感染,合并胆道感染时常伴寒战、高热。

2.体征

(1)腹膜刺激征:急性水肿性胰腺炎时,压痛多只限于中上腹部,常无明显肌紧张。急性出血坏死性胰腺炎时,压痛明显,并有肌紧张和反跳痛。

(2)移动性浊音阳性:肠鸣音减弱或消失。

(3)皮下出血:在腰部、季肋部和腹部皮肤出现大片青紫色淤斑,称为 Grey-Turner 征,出现在脐周称为 Cullen 征。

(4)其他:可有脱水征象,胆道结石或胰头肿大压迫胆总管可引起黄疸。

3.辅助检查

(1)实验室检查

1)胰酶测定:血清淀粉酶、尿淀粉酶测定是最常用的诊断方法。血清淀粉酶升高大于500U/dL(正常值为 40～180U/dL,Somogyi 法)或尿淀粉酶超过 300U/dL(正常值为80～300U/dL,Somogyi 法),具有诊断意义。血清淀粉酶在发病 3h 后开始升高,24h 达高峰,可持续 4～5d。尿淀粉酶在发病后 24h 开始上升,下降缓慢,可持续 1～2 周,适用于就诊较晚的病例检查。应注意淀粉酶升高的幅度和病变严重程度不一定成正比。

2)血生化检查:血钙下降,因脂肪坏死后释放的脂肪酸与钙离子结合而消耗所致;血糖升高;血气分析指标异常等。

（2）影像学检查

1）腹部 B 型超声：此为首选的影像学诊断方法，可发现胰腺肿胀及是否合并胆道结石。

2）胸、腹部 X 线平片：可见横结肠、胃、十二指肠充气扩张，左侧膈肌抬高，左侧胸腔积液等。

3）腹部 CT：对确诊和鉴别胰腺炎是水肿性还是出血坏死性有重要价值。

4. 心理、社会状况　由于本病病情重、治疗期间病情反复、花费较大，常使患者悲观、焦虑，家庭经济承受能力及家属的配合程度也极大地影响患者的情绪。

二、主要护理诊断及医护合作性问题

（1）疼痛与胰腺：与其周围组织炎症、胆道梗阻有关。

（2）体液不足或有体液不足的危险：与腹膜炎渗出、出血、呕吐、禁食等有关。

（3）营养失调（低于机体需要量）：与呕吐、禁食、胃肠减压和大量消耗有关。

（4）体温过高：与胰腺坏死、继发感染有关。

（5）焦虑和恐惧：与剧烈腹痛、生命受到威胁有关。

（6）潜在并发症：MODS、感染、出血、胰瘘或肠瘘等。

三、护理措施

（一）一般护理

患者绝对卧床休息，取斜坡位或半卧位，并协助患者变换体位，使之膝盖弯曲、靠近胸部以缓解疼痛；按摩背部，增加舒适感。禁食与胃肠减压，遵医嘱给予营养支持。保持呼吸道通畅，经鼻导管给氧。

（二）心理护理

为患者提供安全舒适的环境，了解患者的感受，耐心解答患者的问题，讲解有关疾病治疗和康复的知识，配合患者家属，帮助患者树立战胜疾病的信心。

（三）病情观察

密切观察病情，记录 24h 出入液量，必要时留置导尿管；高热者行物理降温。观察生命体征、面色、神志、尿量，监测中心静脉压，及时发现异常情况，及时报告与处理，注意保暖。

（四）对症护理

建立两条静脉通道，早期迅速补充液体和电解质，根据情况输注给全血、血浆。发生低钙、低钾者及时补充。遵医嘱给予抗胰酶药、解痉药或止痛药、抗生素等，注意正确给药，观察用药后反应。

（五）治疗指导

急性胰腺炎尚无继发感染者，均首先采用非手术治疗。急性出血坏死性胰腺炎继发感染者需手术治疗。

1. 治疗原则

（1）非手术治疗

1）目的：抑制或减少胰腺分泌，降低胰管内压力，通畅引流；减弱自身消化，防止感染及多器官功能障碍综合征（MODS）的发生。

2）具体措施①禁食、胃肠减压：减少胰液分泌和刺激，减轻疼痛。②抑制胰腺分泌及抗胰酶治疗：主要药物有抑肽酶、奥曲肽（善得定）等。③镇痛和解痉：主要用阿托品 0.5mg，肌内注射，每 4～6h 一次；严重者可用哌替啶，但禁用吗啡，使用时要严密观察腹部体征、生命体征,防止掩盖病情发展。④补液、防治休克:早期迅速建立 2 条静脉通路。⑤营养支持:病情严重者选用肠外营养,并注意观察其并发症的发生。⑥抗感染:使用针对革兰杆菌为主的抗生素,一般采用联合用药。

(2)手术治疗

1)适应证:①胰腺坏死继发感染。②经非手术治疗后,临床症状仍继续恶化。③胆源性胰腺炎。

2)手术方法:①胰腺和胰周坏死组织清除或规则性胰腺切除。②腹腔灌洗引流。③胆道探查,T 管引流和胃造瘘、空肠造瘘。

(3)手术护理

1)术前护理:同"非手术治疗"及"一般护理",积极做好手术的准备工作。

2)术后护理:

①手术后留置 ICU 室,严密观察生命体征。

②做好各种引流管护理包括胃管、腹腔双套管、T 管、空肠造瘘管、胰引流管、导尿管等。应分清每根导管的名称和部位,贴上标签后与相应引流装置正确连接固定。防止引流管扭曲、堵塞和受压。定期更换引流瓶(袋),注意无菌操作,分别观察并记录各引流液的颜色、性质和引流量。

③继续禁食、胃肠减压禁食期间提供营养支持,维持水、电解质及酸碱平衡。

④遵医嘱控制感染,继续使用有效的抗生素。

⑤腹腔双套管灌洗引流护理。

a.持续腹腔灌洗,以释放腹腔内渗出物,可在生理盐水内加抗生素,以维持 20~30 滴/分为宜,冲洗液现配现用。

b.保持通畅,维持一定的负压,但吸引力不宜过大,以免损伤组织和血管。若有脱落的坏死组织、稠厚脓液或血块堵塞管腔,可用 20mL 生理盐水缓慢冲洗,无法疏通时在无菌条件下更换内套管。

c.观察并准确记录 24h 引流液的色、质、量,引流液开始为暗红色混浊液体,内含血块及坏死组织,2~3d 后颜色渐淡、清亮。若引流液呈血性,并有休克征兆,应考虑大血管糜烂出血,立即通知医师处理,并积极做好紧急手术的准备;若引流液含有胆汁、胰液或肠液,应考虑胆瘘、肠瘘或胰瘘的可能。

d.动态监测引流液的胰淀粉酶值,并做细菌培养。

e.保护引流管周围皮肤。引流管周围皮肤涂氧化锌软膏,防止胰液腐蚀。

f.拔管护理:患者体温正常并稳定 10d 左右,白细胞计数正常,腹腔引流少于每天 5mL,引流液的淀粉酶值正常后可考虑拔管。拔管后注意拔管处伤口有无渗漏,若有渗出应及时更换敷料。

(4)术后并发症的防治与护理

1)多器官功能障碍:常见有急性呼吸窘迫综合征和急性肾功能衰竭。

①急性呼吸窘迫综合征:观察患者呼吸形态,根据病情,监测血气分析;若患者出现严重呼吸困难及缺氧症状,给予气管插管或气管切开,应用呼吸机辅助呼吸并做好气道护理。

②急性肾功能衰竭:详细记录每小时尿量、尿比重及 24h 出入液量,遵医嘱静脉滴注碳酸氢钠,应用利尿剂或进行血液透析。

2)感染:主要措施包括:加强观察和基础护理;监测患者体温和血白细胞计数;协助并鼓

励患者定时翻身、深呼吸、有效咳嗽及排痰;加强口腔护理和尿道口护理;维持有效引流;合理应用抗菌药物。

3)出血:重症急性胰腺炎可引起应激性溃疡出血。应定时监测血压、脉搏;观察患者的排泄物、呕吐物和引流液色泽。若引流液呈血性,并有脉搏细数和血压下降,可能为大血管受腐蚀破裂引起的继发出血;若因胰腺坏死引起胃肠道穿孔、出血,应及时清理血迹和引流出的污物,立即通知医师,遵医嘱给予止血药和抗菌药等,并做好急诊手术止血的准备。

4)胰瘘、胆瘘或肠瘘:若从腹壁渗出或引流出无色透明或胆汁样液体,应考虑胰瘘或胆瘘;若腹部出现明显的腹膜刺激征,且引流出粪汁样或输入的肠内营养样液体时,则要考虑肠瘘。密切观察引流液的色泽和性质,动态监测引流液的胰酶值;注意保持负压引流通畅和引流管周围皮肤干燥,必要时涂以氧化锌软膏。

5)胰腺脓肿或腹腔脓肿:一般为腹腔引流不畅,胰腺坏死组织及渗出液局部积聚所致。患者可出现高热、寒战、腹部痛性肿块,B型超声、CT检查有利于确诊。配合医师积极处理,及时引流,并控制感染。

四、健康教育

1.饮食指导　告知患者戒酒并养成良好的饮食习惯,规律饮食。高脂血症者,应长期服降脂药,并摄入低脂、清淡饮食。

2.生活习惯指导　出院后4～6周,避免负重和过度疲劳。

3.后续治疗指导　积极治疗胆道结石和胆道疾病。定期随访,如并发胰腺囊肿、胰瘘等症者应及时就医。

第七节　胃、十二指肠溃疡患者的外科治疗与护理

胃、十二指肠溃疡(gastroduodenal ulcer)是指发生于胃、十二指肠的局限性圆形或椭圆形的全层黏膜缺损。因溃疡的形成与胃酸—蛋白酶的消化作用有关,故又称为消化性溃疡(peptic ulcer)。多见于男性青壮年,十二指肠溃疡与胃溃疡发病的比例为(3～4)∶1。大部分患者经内科系统治疗可以痊愈,但少部分人仍需要外科手术治疗。

一、护理评估

(一)健康史

了解患者的年龄、性别、性格特征、职业及饮食习惯等;了解患者的发病过程、治疗及用药情况,特别是非甾体类抗炎药和皮质类固醇用药史等;了解患者既往是否有溃疡病史及胃手术病史等。

(二)身心状况

1.症状本病的临床表现不一,部分患者可无症状,或以出血、穿孔等并发症为首发症状。

(1)疼痛:上腹部疼痛是本病的主要症状,但无疼痛者亦不在少数。

1)部位:多位于上腹中部、偏右或偏左。

2)疼痛程度或性质疼痛一般较轻而能忍受,偶尔也有疼痛较重者。溃疡疼痛可表现为隐痛、钝痛、胀痛、烧灼样痛或饥饿样痛。

3)疼痛节律性:十二指肠溃疡的疼痛常在两餐之间发生,持续不减直至下餐进食或服用抗酸剂后缓解,即"饥饿痛"。胃溃疡的疼痛多在餐后1h内出现,经1～2h后逐渐缓解,即

"餐后痛"。十二指肠溃疡可发生夜间疼痛,胃溃疡发生夜间疼痛少见。

(2)消化道其他症状:可有反酸、嗳气、胃灼热(烧心)、上腹饱胀、恶心、呕吐、食欲减退等消化不良症状,但无特异性。

2.体征　消化性溃疡缺乏特异性体征。在溃疡活动期,多数患者有上腹部局限性轻压痛,十二指肠溃疡压痛点常偏右。少数患者可因慢性失血或营养不良而有贫血,部分胃溃疡患者的体质较瘦弱。

3.并发症

(1)急性穿孔:急性穿孔是消化性溃疡最严重的并发症。饮酒、饮食过量、精神紧张、劳累、服用 NSAID 等均可诱发急性穿孔。急性穿孔后表现为突发而持续的刀割样剧烈腹痛,大汗淋漓,烦躁不安。疼痛多自上腹开始,迅速蔓延至全腹,腹肌紧张,呈"板样"强直,有明显压痛和反跳痛,肝浊音界缩小或消失,肠鸣音减弱或消失。立位 X 线可发现膈下有游离气体,腹腔穿刺可抽出黄色混浊液体。

(2)大出血:大出血是消化性溃疡最常见的并发症,常因溃疡侵蚀基底血管并破裂而导致出血,多能自行停止,部分可再次出血。主要症状为大量呕血或柏油样大便。当失血量大于 800ml)时,可出现低血容量性休克,应积极抢救。

(3)瘢痕性幽门梗阻:溃疡愈合过程中形成瘢痕,使幽门狭窄,胃内容物潴留。呕吐为最突出症状,常发生在下午或夜晚,呕吐物为隔夜宿食,有腐败酸臭味,不含胆汁;呕吐量大,呕吐后自觉胃部舒服。严重频繁呕吐可致失水和低钾、低氯性碱中毒。

(4)癌变少数胃溃疡(GU)可发生癌变,十二指肠溃疡(DU)癌变未见报道。

4.辅助检查

(1)大便潜血试验:隐血试验阳性提示溃疡有活动,如胃溃疡患者持续阳性,应怀疑有癌变的可能。

(2)X 线钡餐检查:龛影是溃疡的直接征象。此外,还可发现局部痉挛、激惹现象、十二指肠球部畸形和局部压痛等,这些均为溃疡的间接征象。

(3)胃镜检查:胃镜检查不仅可对胃、十二指肠黏膜直接观察、摄影,还可在直视下钳取活体组织进行活组织病理检查。

(4)胃液分析:主要用于十二指肠溃疡进行迷走神经切断术术前、术后测定胃酸,以判断手术效果。

(5)幽门螺旋杆菌检测:可通过快速尿素酶测定,组织学检查,幽门螺旋杆菌培养,13C、14C 尿素呼气试验,血清学检测等检测幽门螺旋杆菌。

5.心理、社会状况　评估患者对疾病、术前各种检查、治疗和护理配合、手术方式和术后康复知识的了解程度。评估家属对疾病的认知程度和心理反应,对患者的关心、支持情况,对患者手术及术后综合治疗的认识和经济承受能力。

二、主要护理诊断及医护合作性问题

(1)恐惧和焦虑:与对疾病缺乏了解、环境改变及担心预后有关。

(2)疼痛:与胃、十二指肠黏膜受侵蚀或穿孔后胃内容物对腹膜的刺激及手术创伤有关。

(3)营养失调(低于机体需要量):与摄入不足或消耗过多有关。

(4)有体液不足的危险:与禁食、穿孔后大量腹腔渗出液、幽门梗阻患者呕吐导致水和电解质丢失有关。

(5)潜在并发症:出血、感染、吻合口瘘、消化道梗阻、倾倒综合征等。

三、护理措施

(一)一般护理

1.生活规律、劳逸结合 病变活动期或有并发症时需绝对卧床休息,平时也要保证充足的睡眠和休息,同时保持乐观的情绪。

2.安排合理的饮食 溃疡病患者要养成良好的饮食习惯,遵循少量多餐及逐渐增加饮食的原则,避免进食酸辣、生冷、油炸等刺激性食物并戒烟、戒酒。

3.加强病情观察 密切观察生命体征;观察疼痛的时间、性质与饮食的关系,疑有并发症时,立即报告医师,并积极配合处理。

(二)心理护理

评估患者的心理状态,多与患者沟通,对急性穿孔和大出血的患者,及时安慰患者,解除患者的紧张、焦虑情绪,解释相关的疾病和手术的知识。

(三)治疗指导

1.治疗原则

手术疗法:

(1)手术适应证:①胃、十二指肠溃疡急性穿孔。②胃、十二指肠溃疡大出血。③胃、十二指肠溃疡瘢痕性幽门梗阻。④胃溃疡癌变。⑤药物治疗无效的溃疡病患者。

(2)手术方式:

①胃大部切除术:是最常用的方法,切除胃远侧 2/3~3/4,包括大部分胃体(远侧部分)、整个胃窦、幽门和十二指肠球部近侧。

a.毕Ⅰ式:为胃溃疡的首选术式,即在胃大部分切除后将残胃与十二指肠吻合。优点:手术后去除了胃溃疡的易发部位和胃泌素产生部位,重建后的胃肠道符合正常解剖生理状态,术后由于胃肠道功能紊乱所引起的并发症较少。缺点:有时为避免残胃与十二指肠吻合的张力过大致使切除胃的范围不够,增加了术后溃疡复发机会。

b.毕Ⅱ式:适合于各种情况的胃、十二指肠溃疡的治疗,尤其十二指肠溃疡宜选此术式,即胃大部切除后,胃与近端空肠吻合,十二指肠残端关闭。优点:能够切除足够的胃,而不致吻合口张力过大;术后溃疡复发率较低。缺点:吻合方式改变了正常的解剖生理状态,术后发生胃肠功能紊乱的可能性较毕Ⅰ式的大。

②胃迷走神经切断术:主要用于治疗十二指肠溃疡,目的是切断支配胃的迷走神经,去除神经对胃酸分泌的刺激因素,使胃酸分泌减少,从而治愈溃疡。

2.手术治疗护理

(1)术前护理

1)择期手术患者的术前准备:

①饮食准备:少量多餐,给予高热量、高蛋白、富含维生素、清淡、易消化的食物,术前常规禁食 12h,禁水 4h。

②监测胃酸:拟行迷走神经切断术的患者,术前应进行基础胃酸分泌量和最大胃酸分泌量测定,以鉴定手术效果。

2)急性穿孔患者的术前准备:基本原则和方法同急性腹膜炎的术前护理。患者取半坐卧位,禁食、禁水,胃肠减压,输液,观察病情,合理使用抗生素。

3)急性大出血患者的术前准备:判断、观察和记录呕血、便血情况;定时监测生命体征,观察有无口渴、尿少、四肢厥冷等循环血量不足的表现。平卧位,禁食。情绪紧张者可给予镇静剂,输液、输血,按时应用止血药,以治疗休克和纠正贫血。出血停止后,可进流质或半流质饮食。若经止血和输血治疗后仍继续出血者,应急症手术。

4)幽门梗阻患者的术前准备:完全梗阻者术前禁食、禁水,不完全梗阻者可给予无渣半流质饮食。静脉输入营养液体以改善营养状况,提高手术的耐受力。术前三天每晚用300~500mL温生理盐水洗胃,以减轻胃黏膜的充血、水肿,有利于术后吻合口愈合。

5)其他:手术日晨放置胃管,防止麻醉及手术过程中呕吐、误吸,以便于术中操作,减少手术时的腹腔污染。

(2)术后护理:

1)病情观察:观察患者生命体征、神志、肤色、尿量及切口情况。术后3h内每30min测量血压1次,以后改为每小时测1次。

2)体位:术后取平卧位,病情稳定后改为半坐卧位,可减轻腹部切口张力,缓解疼痛,还有利于改善循环和呼吸。

3)休息与活动:鼓励患者术后早期活动,以促进肠蠕动、预防肠粘连、减少并发症的发生。一般术后第一日可协助患者坐起并做轻微的床上活动,第二日下地在床边活动,第三日可在室内活动。

4)镇痛:遵医嘱使用止痛药物,必要时可使用自控镇痛泵。

5)抗感染治疗:遵医嘱使用有效抗生素,预防和控制感染。

6)饮食:术后继续禁食、禁水,行胃肠减压,肛门排气后可拔除胃管。拔除当日可进少量饮水或米汤,第二日进半量流食,第三日进全量流食,若进食后无腹痛、腹胀等不适,第四日可进半流质饮食,2周左右可进软食,少食牛奶、豆类等产气食物。术后一个月内,应少食多餐,避免生、冷、硬、辛辣等刺激性食物。

(3)术后并发症的防治与护理:

1)术后胃出血:术后短期内从胃管引流出大量鲜血,甚至呕血和黑便,尤其是在24h后仍继续出血者,无论血压是否下降,皆可定为术后出血。

①术后严密监测生命体征变化:每1~2h测血压、脉搏、呼吸1次。

②保持胃管引流通畅:每1~2h抽吸胃液1次,并观察和记录胃液的量、性质。胃部手术后24h内可有少量暗红色或咖啡色液体从胃管引流出,一般不超过100~300ml,以后胃液逐渐转清,属于正常情况。

③勿吃粗糙、刺激、生硬的食物,避免加重对溃疡面的机械性刺激。

④发现出血,应立即报告医师,进行相应的处理,如应用止血剂、输血等。做好再次手术止血的准备工作。

2)十二指肠残端瘘:十二指肠残端瘘是毕Ⅱ式胃大部切除术较严重的并发症,多见于手术后3~6d,表现为右上腹的剧烈疼痛和腹膜刺激征,需立即进行手术。术后应积极纠正水、电解质紊乱,可考虑全胃肠外营养或做空肠造口行管饲饮食。合理使用抗生素,少量、多次输新鲜血。可使用氧化锌软膏保护造口周围皮肤。

3)胃肠吻合口破裂或形成瘘口:较少见,多发生在术后5~7d。因吻合处张力过大、低蛋白血症、组织水肿等致组织愈合不良而发生。早期吻合口破裂可引起明显的腹膜炎症状和体征,后期发生者,因腹腔内局部已形成粘连,可导致局限性脓肿或发生腹外瘘。出现腹膜炎者,须立即行手术处理。若已形成脓肿或外瘘,应局部引流,行胃肠减压,积极进行支持治疗。一般在数周后吻合口瘘常能自行愈合;若经久不愈,则须再次手术。

4)术后梗阻:

①输入段梗阻:多见于毕Ⅱ式胃大部切除术,又分为以下两种。a.急性完全性输入段梗阻,病情严重,突然上腹部剧痛,频繁呕吐,但量少,不含胆汁,呕吐后症状不缓解,可发生肠段坏死穿孔,需紧急手术治疗。b.慢性不完全性输入段梗阻,表现为进食后 15～30min 上腹部突然胀痛或绞痛,呈喷射性呕吐,吐出大量含胆汁液体,呕吐后症状消失,症状长期不能自行缓解时,需进行手术治疗。

②吻合口梗阻:多因吻合口过小或水肿所致,表现为患者进食后上腹饱胀、呕吐出不含胆汁的食物,一般行非手术治疗,如不缓解者可考虑手术处理。

③输出段梗阻:多因粘连、水肿压迫等所致,患者表现为上腹饱胀、呕吐出含有胆汁的食物,如不能自行缓解,应立即手术。

5)倾倒综合征:由于胃大部切除术后,失去对胃排空的控制,导致胃排空过速并产生一系列综合征。根据进食后症状出现时间的早晚可分为早期倾倒综合征和晚期倾倒综合征。

①早期倾倒综合征:多发生在餐后 10～30min 内,因胃容积减少及失去对胃排空的控制,多量高渗食物和液体快速进入空肠,大量细胞外液转移至肠腔,使循环血量骤然减少所致。

a.表现:胃肠道症状为上腹饱胀不适,恶心、呕吐、肠鸣频繁,可有绞痛,继而腹泻;循环系统症状有全身无力、头昏、晕厥、面色潮红或苍白、大汗淋漓、心悸、心动过速等。症状持续60～90min 后自行缓解。多数患者经调整饮食后,症状可减轻或消失。

b.预防措施:术后早期少量多餐;避免进食过多、过甜、过咸、过浓流质饮食,宜进低糖、高蛋白饮食;进食后平卧 10～20min。多数患者在术后半年到一年内能逐渐自愈。极少数症状严重而持久的患者,应考虑手术治疗。

②晚期倾倒综合征:为高渗食物迅速进入小肠,被小肠快速吸收,引起高血糖,后者致使胰岛素大量释放,继而发生反应性低血糖。

a.表现:餐后 2～4h,患者出现心慌、无力、眩晕、出汗、手颤、嗜睡等症状,也可导致虚脱;消化道症状不明显,但可有饥饿感,出现症状时稍进饮食,尤其是进食糖类即可缓解。

b.预防措施:饮食中减少碳水化合物比例,增加蛋白质比例,少量多餐可防止其发生。

四、健康教育

1.饮食指导

(1)养成良好的生活习惯和饮食习惯,避免暴饮暴食,吃饭细嚼慢咽,不宜吃得过饱,提倡少量多餐。

(2)胃大部切除术后幽门括约肌功能不复存在。不易消化的食物直接进入肠道可引起肠梗阻,如含纤维多的蔬菜、水果(如橘子),或易黏聚成团的食物(如糖葫芦、糯米饭、柿饼等)。老年人咀嚼能力差或有粗嚼快咽习惯的人更易发生食物团梗阻。所以,对胃部切除术后的患者都应强调不吃或少吃这些食物,以预防食物团梗阻肠道。

2.生活指导

(1)保持心情舒畅,避免情绪激动,保持良好睡眠,可促进术后恢复,预防溃疡复发。

(2)患者应慎用阿司匹林、保泰松、肾上腺皮质激素等药物,避免引起胃黏膜损伤。

3.后续治疗指导

加强观察,如发现有上腹部疼痛、不适、压迫感、恶心、呕吐、黑便等,应及时就诊。

第八节　肠梗阻患者的护理

肠梗阻(intestinal obstruction)是指肠内容物由于各种原因不能正常、顺利地通过肠道,是常见的外科急腹症之一,可因多种因素引起。起病初期梗阻肠段先有解剖和功能性改变,继而发生体液和电解质的丢失、肠壁循环障碍坏死和继发感染,最后可致毒血症引起休克甚至死亡。

临床上由于发病原因不同,分类方法也有所不同。

1.按肠梗阻发生的原因分类

(1)机械性肠梗阻:较常见,是由于各种机械性原因导致肠腔变小、变狭窄,肠内容物通过障碍。病因较多,常见如下。

①肠腔堵塞:如结石、蛔虫团、坚硬粪石、异物等。

②肠管受压:如肠扭转、肠粘连、腹腔肿瘤压迫等。

③肠壁病变:如肠套叠、肠腔肿瘤、先天性病变等。

(2)动力性肠梗阻:是因神经抑制或毒素作用使肠蠕动丧失或肠管痉挛,肠内容物的运行停止,肠壁本身无器质性病变,也无机械性梗阻,可分为两类。

①麻痹性肠梗阻:因肠壁肌肉运动减弱或消失所致,常见于急性弥漫性腹膜炎、腹部大手术后、腹膜后血肿或感染。

②痉挛性肠梗阻:因肠壁肌肉暂时性强烈收缩所致,如急性肠炎、慢性铅中毒等。

(3)血运性肠梗阻:少见,是由于肠系膜血管栓塞或血栓形成,使肠管血液循环发生障碍而失去动力所致。

2.按有无血运障碍分类

(1)单纯性肠梗阻:仅有内容物通过受阻,而肠管并无血液循环障碍。

(2)绞窄性肠梗阻:可因肠系膜血管栓塞、血栓形成或受压而使相应肠段发生急性缺血;单纯性梗阻时因肠管高度膨胀,肠管小血管受压,而导致肠壁发生血液循环障碍。

3.按梗阻的部位分类

(1)高位性肠梗阻即空肠上段梗阻。

(2)低位性肠梗阻即回肠末段与结肠梗阻。

一、护理评估

(一)健康史

注意询问患者有无腹部手术或外伤史,有无腹外疝、腹腔炎症及肿瘤病史,有无习惯性便秘,既往腹痛史及本次发病的诱因等。

(二)身心状况

1.症状

(1)腹痛:机械性肠梗阻因梗阻部位以上的肠管强烈蠕动而出现阵发性绞痛;绞窄性肠梗阻,呈持续性剧烈腹痛;麻痹性肠梗阻腹痛的特点为全腹持续性胀痛;肠扭转所致闭袢性肠梗阻多为突发性、持续性腹部绞痛伴阵发性加剧。

（2）呕吐：高位小肠梗阻呕吐频繁，呕吐胃液、十二指肠液和胆汁；低位小肠梗阻呕吐带臭味的粪样物；麻痹性肠梗阻呕吐呈溢出性；绞窄性肠梗阻呕吐物呈棕褐色或血性。

（3）腹胀：腹胀程度与梗阻部位、梗阻时间有关。高位性肠梗阻时腹胀多不明显；低位性肠梗阻为全腹明显膨胀，可见肠型；麻痹性肠梗阻为全腹胀。

（4）排便、排气停止：完全性肠梗阻一般无排气或排便。早期特别是高位性肠梗阻，梗阻部位以下积存的粪便或气体仍可排出，但不久排便、排气即停止。某些绞窄性肠梗阻（如肠套叠、肠系膜血管栓塞或血栓形成）可排出血性黏液样便。

2.体征

（1）局部

1）视诊：机械性肠梗阻可见肠型、异常蠕动波、腹部膨隆；肠扭转时可见不对称性腹胀；麻痹性肠梗阻呈均匀性全腹膨隆。

2）触诊：单纯性肠梗阻腹壁软，伴有轻压痛；绞窄性肠梗阻有固定压痛、腹膜刺激征，少数可扪及压痛的包块；蛔虫性肠梗阻常在腹中部扪及条索状团块。直肠指检时触及肿块，可能为直肠肿瘤、肠套叠的套头或低位肠腔外肿瘤。

3）叩诊：绞窄性肠梗阻腹腔有渗液时，可出现移动性浊音；麻痹性肠梗阻全腹呈鼓音。

4）听诊：机械性肠梗阻者肠鸣音亢进，伴有气过水声或金属音；麻痹性肠梗阻肠鸣音减弱或消失。

（2）全身

体检一般呈急性痛苦面容，早期生命体征一般变化不大。晚期可出现体温升高、呼吸急促、血压下降、脉搏增快等中毒和休克表现；同时由于体液大量丢失，可出现相应脱水体征。

3.几种常见机械性肠梗阻的临床特点

（1）粘连性肠梗阻：粘连性肠梗阻是指肠粘连或腹腔内粘连带压迫所致的肠梗阻。临床较常见，多有腹腔手术、创伤或感染史，临床上具有典型机械性肠梗阻的表现。

（2）肠扭转：肠扭转是一段肠袢沿其肠系膜长轴旋转而形成的闭袢性肠梗阻，多为绞窄性肠梗阻。不同部位的肠扭转其表现特点各异。

1）小肠扭转：青壮年多见，常在饱餐后剧烈活动时发病。表现为突然发作的剧烈绞痛，且持续性疼痛阵发性加重，患者不能平卧，喜取膝胸位或蜷曲侧卧位；呕吐频繁，腹胀不显著；可触及压痛的肠袢；早期即可出现休克；腹部 X 线检查符合绞窄性肠梗阻的表现，还可见空肠和回肠换位或排列成多种形态的小跨度蜷曲肠袢等特有的征象。

2）乙状结肠扭转：多见于老年男性，患者常有便秘习惯。除腹部绞痛外，有明显腹胀，而呕吐一般不明显；X 线钡剂低压灌肠往往不足 500mL）便不能再灌入。检查可见扭转部位钡剂受阻，钡影尖端呈"鸟嘴"形。

（3）肠套叠：一段肠管套入其相邻的肠腔内称为肠套叠，是婴儿急性肠梗阻中最常见的一种。80％的发生于 2 岁以下儿童，多由回肠末端套入宽大的盲肠腔内。典型的 3 大症状有腹痛、果酱样血便和腹部包块。主要表现为阵发性腹痛，病儿表现阵发性哭闹，面色苍白，出汗，下肢屈曲、腹部翻挺，持续数分钟而突然安静。腹部可扪及活动而压痛的肿块，肠梗阻症状明显。而成人症状较轻，便血者较少，往往呈不全梗阻的表现。X 线气钡灌肠检查显示套叠头端呈"杯口"状。慢性肠套叠多见于成年人，多因肠息肉、肿瘤等所致，故多是继发性肠套叠,主要表现为不完全性梗阻,以腹痛和腹部肿块为主,血便少见。诊断明确的早期肠套叠,可试用空气灌肠、腹外手法复位;超过48h不能复位者应考虑手术复位;复位困难者可行局部的肠切除肠吻合术。成人的肠套叠多由某种病理因素引起,故一般采用手术疗法。老年人因长期便秘亦会发生此病。

(4)蛔虫性肠梗阻:蛔虫性肠梗阻是指因蛔虫集结成团并引起局部肠管痉挛而致肠腔堵塞,多见于儿童,农村发病率较高。表现为脐周阵发性腹痛伴呕吐,腹胀不明显;腹部可扪及活动的条索状包块,无压痛,可随肠管收缩变硬。

4. 辅助检查

(1)实验室检查:白细胞计数、中性粒细胞比例、血红蛋白含量、尿比重增高;pH值、CO_2CP降低;严重呕吐时出现低血钾;肠绞窄时呕吐物、粪便隐血试验阳性。

(2)X线检查:一般在肠梗阻发生后4～6h,立位或卧位X线检查可见胀气肠袢、多个阶梯状气液平面;空肠黏膜的环状皱襞呈"鱼骨刺"样;绞窄性肠梗阻可见孤立、突出、胀大的肠袢。肠套叠、肠扭转或大肠癌时作钡灌肠检查。

5. 心理、社会状况　评估患者对手术的了解程度、有无接受手术治疗的心理准备、有无焦虑或恐惧、患者的家庭和社会支持情况(包括家属对肠梗阻相关知识的了解程度)、患者的家庭经济情况。

二、主要护理诊断及医护合作性问题

(1)体液不足:与频繁呕吐、肠腔内大量积液及胃肠减压有关。

(2)疼痛:与肠蠕动增强或肠壁缺血刺激有关。

(3)体温升高:与肠腔内细菌繁殖有关。

(4)潜在并发症:吸入性肺炎、腹腔感染、肠粘连等。

三、护理措施

(一)一般护理

1. 饮食　肠梗阻患者应禁食,待梗阻解除后12h方可进少量流质饮食,但忌食甜食和牛奶,以免引起肠胀气,48h后可试进半流质饮食。

2. 舒适体位　取低半卧位,有利于减轻腹部张力,减轻腹胀,改善呼吸功能和循环功能;休克患者应改成平卧位或仰卧中凹位。

(二)心理护理

关心体贴患者,并与之建立良好的关系,热情交谈,了解他们的心理反应,消除其紧张、恐惧心理,使其能积极配合治疗。

(三)病情观察

严密观察病情变化,及时发现绞窄性肠梗阻的体征。如出现下列情况应考虑有绞窄性肠梗阻的可能,应及早采取手术治疗。

(1)剧烈而持续性腹痛,或在阵发性加重之间仍有持续性腹痛。

(2)剧烈而频繁的呕吐。

(3)腹胀不对称,腹部有局限性隆起或触及压痛性包块(胀大的肠袢)。

(4)有明显的腹膜刺激征,体温上升,脉率增快,白细胞计数增高。

(5)呕吐物、胃肠减压抽出液、肛门排出物为血性,或腹腔穿刺抽出血性液体。

(6)腹部X线检查　可见孤立、固定的肠袢,且不受体位、时间的影响。

(7)经积极的非手术治疗无效或症状无明显改善者。

(四)对症护理

1.液体疗法的护理 保证输液通畅,记录 24h 出入液量,观察水、电解质紊乱的纠正情况等。

2.解痉、止痛 单纯性肠梗阻可应用阿托品类解痉药缓解疼痛,禁用吗啡类止痛药,以免掩盖病情而延误诊断。

3.胃肠减压的护理 有效胃肠减压是治疗肠梗阻的重要方法之一。通过胃肠减压,吸出胃肠道内积气、积液,减轻腹胀,降低肠腔内压力。胃肠减压期间,应妥善固定引流管,保持引流通畅,注意观察和记录引流物的颜色、性质及量,如发现异常应及时通知医师。

4.防治感染和中毒 遵医嘱应用抗生素,以减少毒素吸收,减轻中毒症状。

(五)治疗指导

1.治疗原则

肠梗阻的治疗原则是尽快解除梗阻,纠正因肠梗阻所引起的生理紊乱。

(1)非手术疗法:肠梗阻的非手术治疗包括禁食,胃肠减压,纠正水、电解质及酸碱平衡紊乱,抗生素治疗等。

(2)手术治疗:手术是治疗肠梗阻的一个重要措施。

1)手术目的解除梗阻、去除病因。

2)适应证绞窄性肠梗阻,肠套叠晚期,肿瘤所致的肠梗阻,非手术治疗无效者等。

3)手术方法粘连松解术、肠切开取出异物术、肠套叠或肠扭转复位术、肠切除肠吻合术、短路手术、肠造口术。

2.手术治疗护理

(1)术前护理:除上述非手术护理措施外,按腹部外科常规进行术前准备。

(2)术后护理:

1)体位安置:回病房后根据麻醉方式给予适当的卧位,麻醉清醒、血压平稳后给予半卧位。

2)观察病情:术后密切观察生命体征、腹部症状和体征、伤口敷料及引流情况,及时发现和处理术后并发症。

3)饮食与营养:术后继续禁食、胃肠减压,遵医嘱补液。待肛门排气、肠蠕动恢复后,拔出胃管即可饮少量水,第二日喝米汤,第三日进流质饮食,1周后进半流质饮食,两周后可进食软饭。忌生冷、油炸及刺激性食物。

4)休息与活动:鼓励患者早期活动,以利于肠功能恢复,防止肠粘连。

5)防治感染:遵医嘱应用有效抗生素,预防和控制感染。

(3)术后并发症的防治和护理

1)吸入性肺炎:患者应采取平卧位,头偏一侧,呕吐后及时清洁口腔,并记录呕吐物的颜色、量及性质。观察患者是否发生呛咳,有无咳嗽、胸痛、寒战、发热等全身感染症状。遵医嘱使用抗生素,协助患者翻身叩背及雾化吸入;指导患者有效咳嗽、咳痰等。

2)腹腔感染及肠瘘:保持引流通畅,严格无菌操作,以免发生逆行性感染。根据患者的情况合理补充营养,待肛门排气后方可进食。同时还应观察引流管口周围流出的液体的气味,如果带粪臭味,同时患者出现局部或弥漫性腹膜炎的表现,应警惕腹腔内感染及肠瘘的可能。

3)肠粘连:术后应鼓励患者早期下床活动,以促进肠蠕动恢复、预防肠粘连。同时观察患者是否有再次发生肠粘连的症状。一旦出现应及时报告医师并协助处理,遵医嘱给予患者液体石蜡口服、行胃肠减压或做好再次手术的准备。

四、健康教育

1.饮食指导　注意饮食卫生,多食含纤维素丰富的食物,保持大便通畅,忌暴饮暴食。

2.生活指导　饭后勿剧烈运动和劳动,以免发生肠扭转;保持心平气和,注意腹部保暖。

3.后续治疗指导　出院后宜适当活动,减少肠粘连的发生;若出现腹痛、腹胀或肛门停止排气、排便,需及时就诊。曾发生蛔虫性肠梗阻的患者需定期驱虫,防止复发。

第五章　外科休克病人的护理

休克,是英语"shock"的音译,它并不是一个独立的疾病,而是可由多种病因引起的、涉及多发病环节、有多种体液因子参与的一种复杂的病理生理综合征,是涉及临床各科常见的危重病症。自1731年法国LeDran首次将休克一词应用于医学以来,因其起病急、进展快、死亡率高,发病机制至今尚未完全阐明,一直受到医学界的高度重视。实践证明,若在休克早期及时采取措施恢复有效的组织灌注,可限制细胞损害的程度和范围;相反,若已发生的代谢紊乱无限制地加重,细胞损害广泛扩散时,可导致多器官功能不全(MODS)或衰竭(MOF)而发展成不可逆性休克。护理人员应密切观察病人的病情变化,及早预防、及时发现休克的发生,并根据休克不同阶段的特点采取相应措施积极配合医师实施抢救,以尽量挽救病人生命及促进早日康复。

第一节　休克概述

一、概念

休克(shock),指的是一个由多种病因引起的,但最终共同以有效循环血容量减少、组织灌注不足、细胞代谢紊乱和功能受损为主要病理生理改变的综合征。其典型表现为神志淡漠、面色苍白、皮肤湿冷、脉搏细速、呼吸浅促、血压下降、尿量减少等。现代观点将休克视为一个序惯性事件,认为休克是一个从亚临床阶段的组织灌注不足向多器官功能障碍综合征发展的连续过程。

二、病因

休克,是由于强烈的致病因子作用于机体而引起的全身危重病理过程,常见的病因有:

1.失血与失液　外伤出血、肝脾破裂、上消化道出血及胎盘早剥、产后大出血等直接引起循环血容量锐减、组织灌注不足;剧烈呕吐、严重腹泻、肠梗阻、大量出汗等液体显著丧失,机体严重脱水致使有效循环血量减少。

2.烧伤与创伤　大面积烧伤可引起烧伤性休克,早期与剧烈疼痛和大量血浆丢失有关,晚期往往是因为继发感染。严重创伤,由于疼痛和失血前可导致休克,战伤时尤为多见。

3.感染　严重感染特别是革兰阴性菌感染,由于细菌及其毒素的作用,可引起感染性休克。如急性化脓性腹膜炎、绞窄性肠梗阻、重症胆管感染以及严重的肺部感染和泌尿系感染等。

4.过敏　某些药物(如青霉素、链霉素)或生物制品(如破伤风抗毒素)引起的Ⅰ型变态反应,由于组胺和缓激肽类物质大量释放,造成血管床容积扩张、毛细血管通透性增加,引起急性循环功能障碍。

5.急性心力衰竭　大面积急性心肌梗死、急性心肌炎、心肌病、严重心律失常及心包填塞等,因心输出量明显减少,有效循环血量和组织灌流急剧下降引发休克。

6.强烈神经刺激　剧烈疼痛、脑脊髓损伤及麻醉意外可引起血管紧张度突然丧失,反射性周围血管扩张,使有效血容量相对减少、血压下降而致休克。

三、分类

(一)按病因分类

引起休克的原因很多,临床上常根据病因将休克分为 5 类,即低血容量性休克、感染性休克、心源性休克、过敏性休克和神经源性休克。外科休克中,以低血容量性休克和感染性休克最为常见。

(二)按休克发生的始动环节分类

机体实现有效的血液灌流必须具备三大基础:①足够的血量。②正常的心泵功能。③正常的血管舒缩功能。各种病因往往通过影响以上三大环节而引起组织有效灌流量改变,相应的,可将休克分为低血容量性休克、心源性休克和血管源性休克 3 种类型。

(三)根据血流动力学特点分类

根据休克发生时心输出量和外周阻力的改变,还可将休克分为低排高阻型(低动力型休克或冷休克)、高排低阻型(高动力型休克或暖休克),这在感染性休克的分类中较为重要。

四、病理生理变化

各类休克在病理方面虽各有特点,但具有共同的病理生理基础,即有效循环血量锐减和组织灌注不足,以及由此导致的微循环障碍、体液代谢改变和内脏器官继发性损害。

(一)微循环障碍

微循环是指微动脉与微静脉之间微血管的血液循环,是循环系统最基本的结构,是血液和组织间进行物质交换的最小功能单位,主要受神经体液调节。自 1965 年 Lillehei 提出休克的"微循环学说"以来,许多的实验与临床观察进一步论证并丰富了该学说,一直被广为接受。休克时典型的微循环改变大致可分为 3 期。

1.微循环收缩期　休克早期,当机体有效血量锐减时,血压下降、组织灌注不足和细胞缺氧,刺激主动脉弓和颈动脉窦压力感受器,引起血管舒缩中枢加压反射,交感-肾上腺髓质系统兴奋,释放出大量儿茶酚胺,以及其他具有缩血管作用的体液因子异常增多,使周围(如皮肤、骨骼肌)和内脏(如肝、脾)的小血管与微血管平滑肌包括毛细血管前括约肌强烈收缩,微循环出现少灌少流、灌少于流的情况。此期为缺血性缺氧期,具有重要的代偿意义,若能及时处理可迅速逆转。

2.微循环扩张期　随着休克病情的进展,组织缺血缺氧加重,酸性代谢产物局部堆积,使毛细血管前括约肌由收缩转为舒张,而微小静脉、毛细血管后括约肌由于对酸性物质耐受力较强而仍处于收缩状态。微循环出现灌而少流、灌大于流、血液淤滞,亦称为淤血性缺氧期。此期机体失去代偿,有效循环血容量锐减,组织处于严重的低灌流状态,缺氧更为严重,微循环改变形成不断加重的恶性循环。若不及时采取有效的抢救措施,病情将不断加重,直至死亡。

3.微循环衰竭期　也称休克晚期/DIC 期/休克难治期。持续严重的缺血缺氧、酸中毒以及各种体液因子、炎症介质等的损伤作用,使微血管平滑肌反应性进一步下降乃至对任何血管活性物质失去反应,微循环衰竭,不灌不流、血流停止,极易发生弥散性血管内凝血(DIC)及继发多脏器功能损害。此期亦称为微循环衰竭期或 DIC 期,救治难度大,死亡率高。

(二)体液代谢的变化

各类休克都引起交感-肾上腺髓质系统兴奋,引起血中儿茶酚胺异常增多,儿茶酚胺在休克的不同阶段发挥不同的作用。血容量和肾血流量的减少,引起肾素—血管紧张素—醛固酮系统兴奋,肾素、血管紧张素Ⅱ具有缩血管作用,醛固酮使机体减少钠的排出,以保存液体和补偿部分血容量。而低血压、血浆渗透压的改变和左心房压力的降低,可使脑垂体后叶增加抗利尿激素的分泌,以保留水分,增加血容量。此外,组胺、激肽、前列腺素类、内啡肽、肿瘤坏死因子等体液因子,都在休克的发展和转归过程中发挥了不同的作用。

细胞受到血液灌流不良的影响,供氧不足、糖酵解加强,能量产生不足、钠泵失灵、钠水内流,酸性代谢产物堆积出现局部酸中毒。当肝灌注不良时,乳酸不能很好地在体内代谢,使酸中毒更加突出。这些因素都会影响到细胞膜、线粒体膜和溶酶体膜功能,严重影响细胞功能甚至发生脏器功能障碍。

（三）内脏器官的继发性损害

1.肺脏　低灌注和缺氧可损伤肺毛细血管内皮细胞和肺泡上皮细胞,一方面引起血管壁通透性增加和肺间质水肿,另一方面致使肺泡表面活性物质生成减少,肺泡萎缩致肺不张。此外,休克时通气/血流比例失调,这些都可导致严重的低氧血症,甚至出现急性呼吸窘迫综合征（ARDS）,也称为休克肺。

2.肾脏　休克时由于肾血管收缩、血流量减少以及肾血流的重新分布,肾小球滤过率锐减,并可伴发肾小管上皮细胞变性坏死,由此可继发急性功能性或器质性肾衰竭。

3.心脏　进入休克抑制期,随着血压进行性降低及心排血量的减少,冠脉灌流量显著减少,心肌因缺血缺氧而受损。加上酸中毒、高血钾和心肌抑制因子等因素的影响,可造成心肌收缩力减弱,甚至发展为心力衰竭。

4.脑　休克早期,由于机体的代偿作用,对脑血流的影响不大。但是,当动脉血压持续进行性下降时,脑灌注压和脑血流量随之下降,引起脑组织缺血缺氧,进而继发脑水肿和颅内压增高,使脑功能障碍。

5.肝脏　休克时,肝脏因缺血、缺氧和血流淤滞而受损,可继发肝功能障碍、解毒功能减退及全身代谢紊乱,并可导致内毒素血症而加重已有的代谢紊乱和酸中毒。

6.胃肠道　胃肠道在休克中的重要性已日益受到重视。休克早期即有胃肠等内脏血管的收缩,休克时胃肠道往往处于严重缺血缺氧状态,使正常黏膜上皮屏障功能受损,可发生胃肠黏膜糜烂、溃疡、出血,导致胃应激性溃疡、肠源性感染等使休克病情加重,并可促使MODS发生。

第二节　低血容量性休克患者的护理

低血容量性休克（hypovolemic shock）是外科最常见的休克,常因大量失血或体液损失,或液体积存于第三间隙,使有效循环血量降低所致。其中,由于急性大量出血,如大血管破裂、肝脾等脏器损伤所引起者称为失血性休克;由于严重损伤或大手术同时具有失血及血浆丢失所致者,称为损伤性休克。

一、护理评估

（一）健康史

1.大量失血大血管破裂、肝脾损伤、胃及十二指肠溃疡并发出血、门脉高压症所致食管胃底静脉破裂出血、动脉瘤或肿瘤自发破裂出血、凝血疾病所致出血等。

2.严重创伤复杂性骨折、挤压伤、大手术、骨盆骨折等。

3.体液丢失剧烈呕吐、严重腹泻、肠梗阻、大量出汗等。

(二)临床表现

评估时应注意病人的意识状态、皮肤黏膜色泽和温度、生命体征、周围循环状况及尿量。

1.意识状态　意识状态可反映脑组织灌流和全身循环情况。休克早期,脑组织血液灌流因机体代偿反应而没有明显减少,神经系统常处于轻度兴奋状态,可表现出烦躁不安或焦虑、紧张。随着休克病情发展,脑组织缺氧逐渐加重,遂从兴奋转为抑制,出现表情淡漠、反应迟钝,晚期还可表现为意识模糊甚至昏迷。应重视对病人意识状态的评估,如经过治疗,病人从烦躁转为平静而合作,或从淡漠转为能应答自如,都提示脑循环的改善;反之则表明病情恶化。

2.皮肤黏膜色泽、温度　皮肤黏膜色泽、温度常反映体表灌流情况。应特别注意病人面颊、口唇、甲床和耳垂等部位的色泽、温度和湿度。若皮肤黏膜从苍白转为青紫、湿冷,提示病情加重;从青紫发展至皮下淤点、淤斑,常表明已有 DIC 的可能。反之,如发绀减轻、色泽红润、肢体皮肤干燥、温暖,说明休克好转。

3.生命体征

(1)脉搏:休克时脉搏加快常出现在血压下降之前,常作为早期判断休克的重要体征之一。随着病情的发展,脉搏细速或出现心律不齐,甚至摸不到。护士在评估休克病人的脉搏时,除注意脉率(P)外,还需仔细辨别其节律和强度。

(2)血压(BP):血压评估是休克病情最重要、最基本的监测内容,观察时尚须注意脉压的变化。休克早期,由于循环系统的代偿反应,血压常正常或接近正常,但可有脉压的缩小。通常认为,收缩压低于 90mmHg(12kPa)、脉压小于 20mmHg(2.67kPa)是休克存在的证据。应定期测量血压并进行比较,必要时还可进行有创血压监测。

临床观察中,还经常用到休克指数,即脉率与收缩压(mmHg)的比值,可粗略反应有无休克及其程度。当该指数为 0.5 时,多说明无休克;若达 1.0～1.5 提示存在休克;在 2.0 以上常为严重休克。

(3)呼吸(R):休克早期,呼吸常较快,并可有代偿性过度通气情况。一般而言,休克病人呼吸增快、变浅、不规则提示病情恶化;当呼吸增至 30 次/min 以上或降至 8 次/min 以下,表明病情危重;如经抗休克治疗后血压好转,而呼吸十分费力,即应警惕休克肺;若出现进行性呼吸困难,严重发绀,吸氧后并无改善,血气分析示血氧分压持续下降等现象,基本可确定有休克肺,应及时配合抢救。

(4)体温(T):低血容量性休克病人体温一般偏低,有条件时可同时监测中心温度和外周温度,通过其差值的变化了解外周循环灌注有无改善。

4.尿量与尿比重(相对密度俗称比重)　尿量不仅可反映肾脏的血液灌注情况,同时也是反映组织灌注最佳的有定量意义的指标,而尿比重对于鉴别少尿是由于血容量过低还是肾器质性病变所致很有价值。尿量每小时少于 25mL,尿比重高,说明血容量不足;血压正常,但尿量仍少(<17mL/h),尿比重降低(<1.016),提示可能发生急性肾衰;尿量稳定在每小时 30mL 以上时,说明休克已纠正。

(三)辅助检查

1.中心静脉压(CVP)监测　指右心房及胸腔内上、下腔静脉的压力。与血压结合观察,能反映出病人的血容量、心功能和血管张力的综合状况。其正常值为 5～12cmH$_2$O

($1cmH_2O$ 约为 $0.29kPa$),在低血压情况下,中心静脉压低于 $5cmH_2O$,表示血容量不足;高于 $15cmH_2O$,则提示心功能不全、静脉床过度收缩或肺循环阻力增加;高于 $20cmH_2O$ 时,则表示有充血性心力衰竭。

2.肺毛细血管楔压(PCWP)监测　反映肺静脉、左心房和左心室的功能状态。其正常值为 $6\sim15mmHg$,过低反映血容量不足,过高常提示左心功能不全和肺循环的阻力增加。

3.心输出量(CO)和心脏指数(CI)监测　需通过漂浮导管测得。成人心输出量的正常值为 $4\sim6L/min$。单位体表面积的心输出量称为心脏指数,正常值为 $3L/(min \cdot m^2)$。CI $2.2\sim3L/(min \cdot m^2)$ 表示心输出轻度障碍;$1.5\sim2.2L/(min \cdot m^2)$ 提示重度受损;$<1.5L/(min \cdot m^2)$ 说明已达极限。

4.血气分析　血气分析能反映动脉血氧合、体内 CO_2 清除以及血液 pH 值的改变,动脉血氧分压(PaO_2)及二氧化碳分压($PaCO_2$)是重要的监测指标。休克早期常有过度通气,$PaCO_2$ 降低;继发急性呼吸窘迫综合征时,PaO_2 进行性下降,$PaCO_2$ 可明显升高。

5.血电解质测定　休克时可见血钾和血镁增高,血钠降低。

6.动脉血乳酸测定　有助于估计休克的变化趋势及复苏效果。动脉血乳酸正常值为 $1\sim2mmol/L(12mg\%)$,若持续升高,常反映病情严重、预后很差;若在 $12\sim24h$ 内降至正常水平,说明复苏有效。但动脉血乳酸水平并不经常与休克严重程度平行,因此需要与其他监测结果综合分析才能正确判断。

7.凝血功能监测　通过血小板计数、凝血酶原时间和纤维蛋白原含量的检查,可以了解休克是否进入弥散性血管内凝血阶段。血小板计数低于 $80\times10^9/L$,纤维蛋白原少于 $1.5g/L$,凝血酶原时间较对照延长 3s 以上,提示可能存在 DIC。

8.血常规检查红细胞压积与血红蛋白测定有助于了解失血情况以及血液浓缩或稀释的程度,白细胞计数可反映有无并发感染或全身炎症反应。

(四)对疾病的心理社会反应

休克病人病情变化快,并有神志改变,病人及家属易产生紧张、焦虑等情绪改变。病情危重的病人,一般不易获得病人自己提供的主观资料,此时,可通过与病人的家人、亲属及朋友交流,来判断疾病给病人的身心带来的影响。

二、护理诊断及合作性问题

1.组织灌注量改变　与微循环障碍有关。

2.体液不足　与失血、失液有关。

3.心输出量减少　与心肌缺氧和损害有关。

4.气体交换受损　与微循环障碍,造成肺泡与微血管之间气体交换减少有关。

5.有受伤的危险　与休克病人感觉和反应迟钝、血压下降,严重时神志不清易发生外伤、窒息等。

6.有感染的危险　与休克病人免疫异常,体液失衡,抵抗力下降有关。

7.焦虑　与病人处于病危状态,担心疾病预后有关。

三、护理目标

1.病人末梢循环状况改善,四肢皮温上升。

2.病人脱水征改善,尿量增加。

3.病人血容量恢复,血压、脉率逐渐恢复正常。

4.病人呼吸困难减轻,缺氧征改善。

5.病人在治疗期间无意外伤害发生。

6.病人不出现感染症状,血常规正常。

7.病人心情紧张缓解,舒适感增加。

四、护理措施

对于低血容量性休克,临床处理原则主要是及时补充血容量、积极处理原发病和制止继续失血、失液,必要时应用血管活性药物,并应维持酸碱和电解质平衡,保护脏器功能及防止DIC。护理上应积极配合抢救,重点注意急救护理、迅速补充有效循环血量和药物治疗的护理等方面。

(一)急救护理

1.迅速止血　对严重损伤的病人,应尽快控制活动性出血,必要时使用抗休克裤,不但可止住下肢出血,还可以压迫下半身,起到自体输血的作用。

2.保持呼吸道通畅　尽快畅通气道,保持呼吸道通畅。必要时可做气管插管或气管切开,并加强相应的护理。

3.迅速建立静脉通道　迅速开放一条或两条静脉通道,以便及时输注液体与药物,抢救病人生命。

4.体位　可抬高头和躯干 10°~15°、抬高下肢 20°~30°,以增加静脉回心血量和减轻呼吸负担,也可采取平卧位,以利脑部血液供应。但头部不应放低,原因是头部放低后妨碍颅内静脉回流到右心,颅内压升高从而降低了脑组织灌流压。保持病人安静,避免搬动病人。

5.氧疗　吸氧可增加动脉血氧含量,有利于减轻组织和细胞缺氧,一般可间歇给氧,鼻导管给氧时用 40%~50% 的氧浓度,每分钟 6~8L 的流量。如已发展到 ARDS,必须经机械通气给予呼气末正压(PEEP),使肺泡内保持正压,有利于萎陷的肺泡扩张。

(二)扩充血容量的护理

及时补充血容量、迅速恢复有效循环,是抢救低血容量性休克的首要措施。一般首先采用晶体液如林格液、等渗生理盐水,由于其维持扩容作用的时间仅 1h 左右,故还应适量补充胶体液如 706 代血浆、中分子右旋糖酐,必要时输血或红细胞悬液、血浆。近年来,临床上有用高张盐溶液(3%~7.5%氯化钠)或高张高渗液(7.5%氯化钠、12%右旋糖酐)进行休克复苏治疗,取得较好效果,但高渗液体用量不宜过多(不超过 400mL),避免血液高渗及电解质紊乱。

休克病人至少应建立两条静脉通路,一条供快速补液扩容,一条供输入各种需控制速度的药物如心血管活性药物等。补液速度应根据病人心、肺功能,失血、失液量及临床监测情况来决定。有条件时最好采用中心静脉置管,快速补充血容量的同时监测中心静脉压,有利于随时根据病情调整补液速度,防止并发症及意外。

补液过程中应密切观察病情变化,每 15~30min 测量 T、P、R、BP,观察病人的意识状态、颈静脉充盈程度、皮肤黏膜色泽、肢端温度和尿量,准确记录出入量,记录输注液体的种类、量及时间,观察补液效果,警惕急性肺水肿的发生。

(三)维持酸碱平衡的护理

休克时机体代谢紊乱,可出现酸碱平衡失调,常见的是代谢性酸中毒,此外,休克早期由于过度通气还可发生呼吸性碱中毒。一般经积极扩容治疗,组织灌注改善后,酸中毒多可消失。目前对休克病人酸碱失衡的处理,多主张"宁酸勿碱",早期不宜即用缓冲剂,当重度休克、pH 值<7.20 时应静脉滴注碳酸氢钠 0.5~1.0mmol/kg 并根据血气分析结果调整药量。护理中应加强对酸碱失衡的观察,注意碱性药物应在明确代谢性酸中毒和保证通气良好的情况下使用,滴注时速度宜慢,量应准确,避免矫枉过正及 CO_2 潴留。

（四）药物治疗的护理

在低血容量性休克的治疗过程中,常用的药物主要是心血管活性药物,包括强心剂、血管收缩剂及血管扩张剂,需在充分复苏的前提下结合具体病情慎重选用。护理上应注意以下几点。

1.休克病人使用心血管活性药物应从低浓度、慢速开始,有条件时最好采用微量输注泵以利于根据需要准确调整滴速。

2.输注过程中密切监测血压变化,根据病情变化随时调整药物用量、滴速及用药种类,使 BP 维持在较好水平,有效改善组织灌注。一般开始时应每 5~10min 测量 BP1 次,待 BP 平稳后改为每 15~30min 测量 1 次,输注强心药时最好用心电监测仪监测。

3.注意保护血管,严防药液外渗,避免导致局部组织坏死。经常巡视、观察局部情况,一旦出现外渗应立即更换输液部位,局部以 0.25%普鲁卡因封闭。

（五）积极配合原发病处理

外科疾病引起的休克,多数需要手术处理原发病变,如内脏大出血的控制、创伤的清创缝合、血肿的清理、消化道穿孔的修补、坏死肠襻的切除等。因此,应在快速扩容、有效抗休克的同时,积极配合手术治疗,做好急诊手术前后的相应护理。

（六）一般护理

1.维持正常体温　适当保暖,绝不能受寒,也不可体表加温,休克病人体温过低时,应以增加室温、增加衣物及被服来保暖,如病人意识清楚,可给热饮料。

2.提高舒适度和注意休息　调节适宜的环境温度,以 18~20℃较好,不应过高或过低;保持环境安静,减少不必要的活动,让病人充分休息。

3.安全护理　对焦躁不安、神志不清的病人,应适当约束或加床旁护栏,保证病人的安全,防止意外损伤。

4.预防并发症　如各种感染、压疮、深静脉血栓、管道滑脱等。

（七）对休克病人及家属的心理支持

保持镇静的态度和适度的关心,神志清醒的病人须注意其心理反应,并应给予家属必要的心理支持,使情绪稳定、积极配合。各项抢救措施忙而不乱,快速有序地进行,及时做好解释,尊重病人及其家属的知情同意权。

五、护理评价

1.病人的生命体征是否能维持稳定。

2.病人的有效血容量是否恢复。

3.是否能借助补充液体及药物治疗维持病人足够的心输出量以维护各器官的正常功能。

4.是否给予病人适当的护理措施,有无受伤、感染及其他并发症。

5.通过提供心理支持,病人及其家属的焦虑是否减轻。

第三节　感染性休克患者的护理

感染性休克(septic shock)可由细菌、病毒、真菌、立克次体、衣原体及原虫等各种微生物的严重感染引起,外科以细菌尤其是革兰阴性菌感染所致较为多见,又称内毒素性休克或中毒性休克。其发生与革兰阴性菌产生的内毒素作用关系密切,是外科较为多见且治疗较困难的一类休克。

感染性休克的病理生理变化与失血性休克基本相同,微循环的改变也可分为三期。但是,由于细菌及其毒素的作用,感染性休克的病理生理改变往往较为复杂,其机体细胞的损害常较早发生,微循环变化的不同阶段可同时存在,并且发展迅速,常很快即进入弥散性血管内凝血阶段,后果亦往往较为严重。

一、护理评估

(一)健康史

外科感染性休克常发生于以释放内毒素的革兰阴性菌为主的感染情况,如胆管、肠道、腹膜、血液、泌尿道及呼吸管的严重感染。下列因素常可诱发感染性休克:

1.年老体弱或婴幼儿病人,机体抵抗力差。

2.使用免疫抑制剂及类固醇激素,抑制了机体的免疫功能。

3.免疫系统的慢性疾病致使免疫功能低下。

4.泌尿道或胃肠道手术引发菌血症及继发感染。

5.严重的创伤及大面积烧伤使全身和局部抵抗力均下降而易于感染。

(二)临床表现

感染性休克,亦可分为休克前期、休克期及休克晚期,其病情亦有轻、中、重之分,临床观察基本同低血容量性休克。根据血流动力学的改变不同,常将感染性休克分为低排高阻和高排低阻两种类型,前者较多见,常由革兰阴性菌感染引起;后者仅见于一部分革兰阳性菌感染引起的早期休克。感染性休克发展至晚期,病人的心功能衰竭,外周血管瘫痪,均可转变为低排低阻型休克。

(三)辅助检查

感染性休克的辅助检查基本同低血容量性休克,应对血流动力学指标、血气分析、酸碱平衡与电解质状况、凝血功能、血常规等全面监测。此外,由于感染性休克的微循环变化、体液代谢改变和内脏器官继发性损害往往出现较早且较为严重,故尤其要加强内脏器官继发功能障碍和 DIC 的监测。

(四)对疾病的心理社会反应

感染性休克病情严重,发展变化快,病人及家属易产生紧张、恐惧、濒危感、无能为力等心理反应。

二、护理诊断及合作性问题

1.体液不足与感染或细菌毒素所致微循环扩张,血液淤滞有关。

2.组织灌注改变与微循环障碍、组织灌注不足有关。

3.体温过高与细菌感染有关。

4.气体交换受损与呼吸异常或呼吸形态改变有关。

5.清理呼吸道无效与痰液黏稠,不能有效咳嗽有关。

6.有皮肤完整性受损的危险与长期卧床、缺乏活动、分泌物及引流液等刺激有关。

7.焦虑或恐惧与病情危重、担心疾病预后有关。

三、护理措施

低排高阻型和高排低阻型休克的发病机制不同,治疗和预后亦有所不同。总体而言,在休克未纠正前,应着重抗休克,同时治疗感染;在休克纠正后,应着重治疗感染。具体措施包括:①补液,维持有效血容量。②控制感染。③纠正酸碱平衡失调。④应用血管活性药物。⑤短期、大剂量、短疗程应用糖皮质激素。⑥其他:营养支持、防治 DIC、保护重要脏器功能等。

对感染性休克病人的护理,除参照前述低血容量性休克的护理措施以外,还须注意以下几点措施。

1.加强对体温和其他感染征象的观察,外科感染病人若体温异常增高或突然下降,病情加重,出现神志改变,面色、脉搏、血压、尿量等相继改变时须警惕感染性休克的发生。

2.遵医嘱大剂量使用有效抗生素,必要时采集标本送检,根据药物敏感试验结果选用敏感的窄谱抗生素控制感染。

3.若原发病灶需要紧急手术以挽救病人生命时,如坏死肠管切除、消化道穿孔修补、重症胆管感染造瘘引流等,应尽早做好急诊手术前准备,并加强术后的护理。

4.感染性休克病人常有心肌和肾损害,过多的补液将导致不良后果,补液不足又难以纠正休克,补液时应加强对心功能和肾功能的监测,根据病情适时调整输液速度和输液量。心血管活性药物的应用亦须格外慎重。

5.早期大剂量应用糖皮质激素可提高病人生存率,但有免疫抑制、诱发应激性溃疡及延缓伤口愈合等副作用。因此,应把握其用药原则,早期、大量使用,至多不超过 48～72h;用药期间加强病情观察,及时发现异常;积极预防并发症的发生,如遵医嘱合并使用高效抗生素预防感染、加强营养支持治疗及延迟拆线等以预防伤口裂开、与制酸剂联合应用以预防应激性溃疡的发生。

四、护理评价

1.病人生命体征是否正常、稳定。

2.病人血容量是否充足,尿量是否正常。

3.病人组织灌注是否改善,各系统器官功能是否正常。

4.病人水、电解质及酸碱平衡有否得到维持。

5.病人气体交换是否维持正常,有无气道阻塞,血气分析是否正常。

6.病人皮肤黏膜是否正常、完整,有无压疮。

第六章 外科感染病人的护理

第一节 感染概述

感染(infection)是指致病微生物侵入机体引起的炎症反应。外科感染是指需要手术治疗的感染性疾病和发生在创伤、手术、器械检查或插管等治疗后的感染。外科感染在外科中最为常见,在所有的外科疾病中占 1/3～1/2。

外科感染的特点:①大多数为几种细菌引起的混合感染。②多有显著的局部症状和体征。③感染常会导致化脓、坏死等,愈合后形成瘢痕组织而影响局部功能。④往往需要手术或换药处理。

一、分类

(一)按致病菌种类和性质分类

1.非特异性感染(nonspecific infection) 非特异性感染又称为化脓性感染或一般性感染,常见致病菌有金黄色葡萄球菌、溶血性链球菌、大肠杆菌等,如疖、痈、蜂窝织炎、急性阑尾炎、急性乳腺炎等。

其共同特点:①一菌多病,即一种致病菌可以引起多种感染。如金黄色葡萄球菌可以引起疖、痈、蜂窝织炎等。②多菌一病,即多种致病菌可以引起同一种感染,如金黄色葡萄球菌、链球菌都可以引起疖。③临床表现相似,局部表现有红、肿、热、痛及功能障碍,全身表现有发热、白细胞计数增高等。④治疗原则基本相似。

2.特异性感染(specific infection) 由特异性致病菌,如结核由结核杆菌所致,破伤风及气性坏疽分别由破伤风杆菌及气性坏疽杆菌引起。其特点:不同的疾病其临床表现、病理改变、治疗原则和预后各不相同。

(二)按病变进展过程分类

1.急性感染 病程多在 3 周以内,病变以急性炎症为主。

2.慢性感染 病程持续超过 2 个月,部分急性感染迁延不愈转为慢性感染。

3.亚急性感染 病程在 3 周～2 个月,多由急性感染迁延,致病菌毒力弱但有一定的耐药性,机体抵抗力弱等。

(三)按感染的发生情况分类

按感染的发生情况分类,感染可分为原发性感染、继发性感染、混合性感染、二重感染(菌群交替症)、条件性感染(机会性感染)和医院内感染等。

二、病因与发病机制

外科感染的发生与致病菌的数量、毒力有关。侵入人体组织的致病菌数量越多、增殖速度越快。引起感染的概率越高。此外,致病菌的作用与其毒素有关,如胞外酶、外毒素和内毒素。当人体存在某些局部或全身性出血,导致人体天然性和获得性感染防御机制受损,即可引起感染。局部因素有:皮肤或黏膜破损,血管或体腔内留置导管处理不当,管腔阻塞,异物与坏死组织存在,局部组织血供障碍或水肿、积液等。全身因素有:严重创伤,糖尿病等慢性消耗性疾病,严重营养不良,长期使用免疫抑制剂,抵抗力低下等。

（一）感染后的炎症反应

人体组织接触病原菌,仅属污染,并不都发生感染。感染的发生一般取决于人体的抵抗力、细菌种类、数量和毒力等各种因素。感染发生后,受损细胞变性,释放多种炎症介质和细胞因子,局部出现充血、渗出、组织坏死、增生。若部分炎症介质、细胞因子和致病菌毒素等进入血流,可引起全身性炎症反应。

（二）感染的转归

感染的转归与致病菌的毒力、机体抵抗力和治疗是否得当等因素有关。

1.炎症消退或局限化　当机体抵抗力占优势时,感染局限、吸收或形成脓肿。若是小脓肿可自行吸收;而较大脓肿在破溃或手术切开排脓后,感染部位肉芽组织生长,形成瘢痕组织;经有效药物治疗后,炎症消退,感染治愈。

2.转为慢性感染　当机体抵抗力与致病菌毒性处于相持状态时,致病菌大部分被杀灭,但病灶内仍有致病菌存在,感染转为慢性。一旦机体抵抗力下降,致病菌再次繁殖.导致感染急性发作。

3.炎症扩散　当致病菌数量多、毒性大或机体抵抗力较差时,感染扩散,甚至引起全身性感染,如菌血症、脓毒症等,可对机体造成很大危害。

三、临床表现

1.局部表现　急性炎症的典型表现有红、肿、热、痛和功能障碍。脓肿形成后,触之可有波动感。深部感染局部表现多不明显,但其表面局部可有压痛及功能障碍。若有伤口、创面或破溃处,应注意脓液、肉芽的性状。慢性感染表现不典型。

2.全身表现　轻重不一。轻者可无全身表现;较重者出现全身感染中毒表现,如发热、头痛、食欲减退、乏力及生命体征的改变等。病程较长时,可出现营养不良、贫血、水肿等;严重感染者甚至出现感染性休克。

3.特殊表现　特异性感染出现其特有的临床表现,如:破伤风病人有强直性肌痉挛的表现;气性坏疽和其他产气菌感染,可出现皮下捻发音等。

四、辅助检查

（一）实验室检查

1.血常规检查　白细胞计数增高、中性粒细胞比例增高。

2.血生化检查　有助于判断病人的营养状况和各脏器的功能状态。

（二）影像学检查

1.B超检查　可用以探测肝、胆、肾等部位的病变情况.以及胸、腹腔和关节腔有无积液等。

2.X射线、CT、MRI检查　有助于检查骨、关节或胸部的病变及有无膈下游离气体等。

五、治疗原则

（一）局部治疗

无感染中毒表现者主要行局部治疗。

1.非手术治疗

(1)局部制动:避免局部受压,抬高患肢。局部制动,可以减轻肿胀、疼痛,使炎症局限化。

(2)局部用药:浅表的急性感染未形成脓肿时,局部可用色石脂软膏、金黄散等药物外敷,组织肿胀明显时可用50%硫酸镁溶液湿热敷,以促进局部血液循环、加速肿胀消退和促使炎症局限。

（3）理疗：炎症早期，可用超短波、红外线辐射或局部热敷等物理治疗，以促进炎症吸收和消退。

2.手术治疗

如形成脓肿，则应及时切开引流。局部炎症剧烈、扩展迅速，或全身中毒症状明显者，也可切开减压和引流渗出物，减轻局部与全身症状，阻止感染的扩散。

（二）全身治疗

有感染中毒表现者，除局部治疗外，需行全身治疗。

1.支持疗法　保证病人充分的休息与睡眠，加强营养支持，供给高热量、高蛋白、高维生素饮食，纠正水、电解质及酸碱代谢失衡；对于明显摄入不足、不能进食者，可提供肠内、外营养支持；严重贫血、低蛋白血症或白细胞计数减少者，可少量多次输新鲜血。

2.抗生素的应用　早期、足量、联合使用有效抗生素。

3.对症处理　高热病人可给予物理和药物降温，疼痛剧烈者适当使用止痛剂，体温过低者予以保暖。

第二节　浅部软组织急性化脓性感染患者的护理

一、疖

疖（furuncle）俗称疔疮，是指单个毛囊及其周围组织的急性化脓性感染。

（一）病因

主要致病菌为金黄色葡萄球菌。当皮肤不清洁或经常摩擦和刺激、环境温度较高或人体抗感染能力低下时，易发生感染，好发于毛囊和皮脂腺丰富部位，如头面部、腋窝、腹股沟、会阴及小腿等。不同部位同时发生几处疖，或者在一段时间内反复发生疖。称为疖病，常见于糖尿病病人及营养不良的小儿。

（二）临床表现

初起时局部皮肤出现红、肿、痛的小结节，以后逐渐肿大呈锥形隆起，随病情进展结节中央组织坏死化脓，形成黄白色小脓栓。脓液可自行吸收痊愈，也可自行溃破或切开引流，排出脓液后可痊愈。有时感染扩散，可引起淋巴管炎、淋巴结炎。

发生在面部特别是"危险三角"内的疖，禁忌挤压，以防感染扩散。如被挤压，致病菌可经内眦静脉、眼静脉进入颅内海绵状静脉窦，引发化脓性海绵状静脉窦炎或栓塞，出现眼及其周围组织进行性红肿、硬结和疼痛，并伴有寒战、高热等全身症状，严重时可出现昏迷，危及病人生命。

（三）辅助检查

（1）血常规检查：发热病人白细胞计数和中性粒细胞比例增高。

（2）脓液细菌培养：取疖内的脓液做细菌培养可明确致病菌的种类。

（四）治疗原则

早期红肿阶段时，可理疗（如热敷、超短波、红外线等）或外敷鱼石脂软膏、中药膏等以促进炎症吸收。脓栓处可点涂10%苯酚烧灼或用针头、刀尖将脓栓剔出，以加速脓栓脱落和脓液溢出。避免对"危险三角"的疖进行挤压，以免炎症扩散而引起颅内感染。形成脓肿时应及时切开引流并换药。若有全身症状可选用抗生素治疗。

二、痈

痈(carbuncle)是指相邻的多个毛囊及其周围组织的急性化脓性感染,也可由多个疖融合而成。

(一)病因及病理

主要致病菌为金黄色葡萄球菌。当皮肤不洁、擦伤、人体抵抗力低下时易发生,好发于皮肤较韧厚的部位,如颈项、背部。感染常从一个毛囊底部开始向皮下组织蔓延,并扩散至周围组织,再向上传人邻近毛囊群而导致具有多个"脓头"的痈。由于有多个毛囊同时感染,痈的急性炎症浸润范围广。病变可累及深层结缔组织,使皮肤发生血液循环障碍甚至坏死。痈出现自行破溃较慢,而全身反应较重。随病程的进展,还可能合并其他致病菌形成混合感染,甚至发展为脓毒症。中医学将颈后痈俗称为"对口疮",背部痈俗称为"瘩背疮",多见于免疫力差的老年人及糖尿病患者等。

(二)临床表现

初起时局部皮肤出现暗红色浸润区,稍隆起、质地坚韧、界限不清,以后中央区表面出现多个脓栓,破溃后局部呈"蜂窝状"。随病情进展中央组织坏死、化脓、溃烂、塌陷使局部呈"火山口"状,内含坏死组织和脓液,常伴有附近淋巴结肿痛。痈易向四周深部发展,周围呈浸润性水肿。痈除有剧痛外,病人多有明显的全身感染中毒表现,如寒战、高热、全身不适、头痛、食欲不振等。唇痈可导致颅内化脓性海绵窦静脉炎。

(三)辅助检查

(1)血常规检查。

(2)血、脓液细菌培养加药物敏感试验,以选择有效的抗生素。

(四)治疗原则

痈应予以全身支持治疗,包括保证休息、加强营养和使用高效广谱抗生素。形成脓肿时,广泛切开引流。

三、急性蜂窝织炎

急性蜂窝织炎(acute cellulitis)是指发生在皮下、筋膜下、肌间隙或深部疏松结缔组织的急性化脓性感染。

(一)病因及病理

主要致病菌为溶血性链球菌、金黄色葡萄球菌等,常由皮肤、黏膜损伤或皮下疏松结缔组织受细菌感染而引起。其特点为扩散迅速,不易局限,与周围组织无明显界限。因发生部位不同,可出现不同的临床表现,并伴有严重全身感染中毒表现。

(二)临床表现

表浅的急性蜂窝织炎,表现为局部红肿、疼痛,并向周围迅速扩散,边界不清,中央区呈暗红色,与正常皮肤分界不清,压痛明显。深部的急性蜂窝织炎局部红肿不明显,可出现组织水肿和深压痛,但寒战、高热、头痛、乏力、白细胞计数增高等全身感染中毒表现明显。

口底、颌下急性蜂窝织炎,可引起喉头水肿和压迫气管,局部组织肿胀后司.影响吞咽和呼吸功能,严重时导致呼吸困难,甚至窒息。炎症蔓延至纵隔可引起化脓性纵隔炎。严重影响心肺功能,且预后凶险。

(三)辅助检查

(1)血常规检查:白细胞计数和中性粒细胞比例明显增高。

（2）细菌培养：将脓液抽出做细菌培养可明确致病菌的种类，通过药物敏感试验选用敏感抗生素。

（3）影像学检查：了解深部组织的感染情况。

（四）治疗原则

1.非手术治疗　抗感染治疗（如及时使用有效抗生素）和加强全身支持治疗（如保证营养素的摄入、注意休息），局部治疗包括早期患处应制动，给予中药、西药局部热敷或理疗，疼痛可使用止痛剂。

2.手术　广泛扩散的严重病变，需多处切开引流；口腔底部、颌下急性蜂窝织炎经短期积极的抗炎治疗无效时，应及早切开减压引流，以防发生窒息，必要时行气管切开；怀疑厌氧菌感染的伤口。可用3%过氧化氢溶液冲洗并湿敷。

四、急性淋巴管炎和淋巴结炎

急性淋巴管炎（acute lymphangitis）是指致病菌经破损的皮肤、黏膜，或其他感染灶侵入淋巴管，引起淋巴管及其周围组织的急性炎症。如感染经淋巴管侵及局部淋巴结，即为急性淋巴结炎（acute lymphadenitis）；急性淋巴管炎多见于四肢，尤以下肢常见。急性淋巴结炎好发于颈部、腋窝、腹股沟、肘内侧等处。

（一）病因及病理

主要致病菌为金黄色葡萄球菌和溶血性链球菌。主要来源于口咽炎症，足癣，皮肤损伤以及各种皮肤、皮下化脓性感染。淋巴管炎是急性化脓性感染，可引起淋巴液回流障碍，并使感染向周围组织扩散，其毒性代谢产物可引起全身性炎症反应，若大量组织细胞液化坏死，可集聚形成脓肿。

（二）临床表现

急性淋巴管炎分为管状淋巴管炎和网状淋巴管炎。

急性淋巴管炎常见于四肢，以下肢多见，有深部淋巴管炎、浅部淋巴管炎两种。浅部淋巴管炎皮肤上可出现一条或多条"红线"，扩展时红线向近心端延伸，硬而有压痛。深部淋巴管炎患处出现肿胀和压痛，看不到"红线"，有局部条形触痛区，淋巴结肿大常有明显压痛。

网状淋巴管炎是皮肤及其网状淋巴管的急性感染，即丹毒（erysipelas），好发于下肢和面部。特点是：起病急，蔓延快，很少有组织化脓坏死。易复发，有一定的传染性。初起皮肤出现略隆起、鲜红色片状、中间颜色稍淡而周围深的红斑，边界清楚，红肿扩散较快。病变部位可出现水疱，有烧灼样疼痛，周围淋巴结肿大，严重时可致全身不适、头痛、畏寒、高热等全身症状。下肢丹毒反复发作，可出现淋巴水肿，甚至发展为"象皮肿"。

急性淋巴结炎初起为单个淋巴结肿大、疼痛和触痛，局部皮肤红、热，随病情进展，可有多个淋巴结肿大并互相融合成炎性肘一块，疼痛加剧，久之可形成脓肿。

急性淋巴管炎和急性淋巴结炎严重时，均可出现发热、白细胞增加等全身感染中毒性反应。

（三）辅助检查

（1）血常规检查：白细胞计数和中性粒细胞比例增高。

（2）细菌培养：淋巴结炎严重时可形成脓肿，将脓液抽出做细菌培养和药物敏感试验明确致病菌的种类和敏感抗生素。

（四）治疗原则

急性淋巴管炎应积极治疗原发感染病灶，出现红线条时，可用呋喃西林溶液等湿热敷。

急性淋巴结炎未形成脓肿时,积极治疗原发感染灶,而急性淋巴结炎暂不进行处理;若脓肿形成,可穿刺抽脓或切开引流。对丹毒病人应隔离,与病人接触的敷料、衣物等均应消毒灭菌以防止交叉感染。病人应充分休息加强支持疗法,选用青霉素、链霉素或磺胺类药物控制感染。宜抬高患肢,局部涂碘酊,有一定疗效。

五、脓肿

脓肿(abscess)是指急性化脓性感染后,组织、器官或体腔内出现局灶性病变后,形成的局限性脓液积聚,其周围有完整脓腔壁将脓液包裹。

(一)病因及病理

脓肿的主要致病菌为金黄色葡萄球菌。脓肿常常继发于各种化脓性感染,如疖、痈及急性蜂窝织炎等。也可经血液循环或淋巴管转移形成远处感染灶,还可发生于局部损伤的血肿或异物存留处。早期脓肿,细菌产生毒素使局部组织坏死,继而大量的中性粒细胞浸润并崩解释放蛋白水解酶使坏死组织液化并形成脓腔。经历一段时间后,脓肿周围可出现肉芽组织增生并包绕脓肿形成所谓"脓膜",具有吸收脓液、限制炎症扩散的作用。如果病原菌被消灭,则渗出停止,脓液逐渐被吸收,由肉芽组织填补而愈合;如果脓肿经久不愈,其周围大量纤维组织增生而引起厚壁的慢性脓肿,常需切开排脓后方能修复愈合。

(二)临床表现

位置较浅的脓肿局部出现红、肿、热、痛。与正常组织界限清楚,有波动感。全身表现较轻。深部脓肿局部红、肿不明显,亦无明显波动感,其表面可出现压痛和水肿,范围大而且位置深的脓肿全身感染中毒表现明显。

(三)辅助检查

(1)血常规检查:白细胞计数和中性粒细胞比例增高。

(2)细菌培养:穿刺或切开将脓液做细菌培养和药物敏感试验可明确致病菌的种类及选择敏感抗生素。

(3)B超检查:呈现出"液性暗区",可确定感染的部位。

(四)治疗原则

主要为局部治疗,脓肿形成后及时切开引流,清除坏死组织和脓液,以促进创面愈合。并注意保持脓腔引流通畅,观察引流液的颜色、性状和量。严格按照无菌操作及时更换敷料,保持敷料清洁、干燥。

第三节　全身性化脓性感染患者的护理

一、概述

致病菌侵入血液循环,并在体内生长繁殖或产生毒素,引起严重的全身性感染中毒症状,称为全身性化脓性感染。全身性化脓性感染通常有脓毒症(sepsis)和菌血症(bacteremia)两种。脓毒症是指因感染引起的全身性炎症反应,体温、循环功能、呼吸功能有明显改变的外科感染的统称。菌血症是脓毒症中的一种,即血培养检出病原菌者,目前多指临床上有明显感染表现的菌血症。

(一)病因及病理

引起全身性化脓性感染的原因是致病菌数量多、毒力强和(或)机体抗感染能力下降。

全身性化脓性感染常继发于严重创伤后的感染、各种化脓性感染、长期静脉内置管、使用肾上腺糖皮质激素、使用广谱抗生素和免疫抑制剂、局部病灶处理不当、机体抵抗力低下等。常见的致病菌以金黄色葡萄球菌、大肠杆菌、铜绿假单胞菌、变形杆菌、白念珠菌等。

病原菌及其产物(如内毒素、外毒素等)和它们介导的多种炎症介质可对人体造成损害。在感染的过程中,细菌繁殖和裂解游离、释放毒素,毒素本身除具有毒性外,还能刺激机体产生多种炎症介质,如肿瘤坏死因子、白介素-1、白介素-6 等,以及氧自由基、一氧化氮等,这些炎症介质可起到防御作用,而过量则可造成组织损害。感染若未能及时控制,可因炎症介质失控,并可互相介导,出现全身炎症反应综合征(SIRS),使脏器受损和功能障碍,严重可引起感染性休克、MODS。革兰氏阴性杆菌产生的内毒素及其介导的炎症介质可使毛细血管扩张、通透性增加和微循环淤滞,引起有效循环血量减少,出现低温、低白细胞、低血压即"三低"现象。

(二)临床表现

脓毒症主要表现:①骤起寒战后高热(可达 40～41℃)或体温不升,起病急、病情重、发展快。②头痛、头晕、恶心、呕吐、腹胀、面色苍白或潮红、出冷汗。③神志淡漠或烦躁、谵妄和昏迷。④心率加快、脉搏细速、呼吸急促或困难。⑤代谢紊乱和不同程度的代谢性酸中毒。⑥严重者出现感染性休克、多器官功能障碍、肝脾大、黄疸、皮下出血或淤血等。

根据常见致病菌的不同,脓毒症在临床上可分为三种类型。

1.革兰氏阳性菌脓毒症　主要致病菌是金黄色葡萄球菌,多见于严重的痈、急性蜂窝织炎、骨与关节化脓性感染等。病人面色潮红,四肢温暖干燥,可有或无寒战,发热呈稽留热或弛张热,常有皮疹及转移性脓肿。休克出现晚。

2.革兰氏阴性菌脓毒症　致病菌以大肠杆菌、铜绿假单胞菌、大肠杆菌为主,多见于胆管、尿路、肠道和大面积烧伤感染。一般为突发寒战起病,发热呈间歇热,体温可不升高。休克出现早,持续时间长,表现为四肢厥冷、发绀、少尿或无尿,以外周血管阻力显著增加的冷休克多见,多无转移性脓肿。

3.真菌性脓毒症常见致病菌是白念珠菌,多在原有细菌感染经广谱抗生素治疗的基础上发生。其临床表现似革兰氏阴性菌脓毒症,表现为骤起寒战、高热,出现神志淡漠、昏睡、休克等。怀疑有真菌性脓毒症时需做尿、粪、痰、血的真菌检查。

(三)辅助检查

1.血常规检查　白细胞计数明显增高,一般可达(20～30)×10⁹/L,或降低;出现核左移,白细胞内含有毒性颗粒。

2.血生化检查　可有不同程度的代谢失衡和肝、肾功能受损征象。

3.血培养和药物敏感试验　在寒战、高热时抽血做培养,可查出致病菌并做药物敏感试验,以选用有效的抗菌药物。

(四)治疗原则

1.处理原发病灶　首先明确感染的原发病灶,及时、彻底地处理,包括清除坏死组织和异物,消灭死腔,引流脓肿等,尽早去除感染的相关因素,如血流障碍、梗阻等。对于暂时找不到原发病灶,应做全面检查,特别要注意潜在的感染源和感染途径。如果是静脉内导管感染,应先拔除导管。再做细菌或真菌培养及药物敏感试验。

2.应用抗生素　在未获得培养结果之前,先应用广谱抗生素,再根据细菌培养和药物敏感试验的结果调整为有针对性的窄谱抗生素。对真菌性脓毒症,应尽量停用广谱抗生素,改用窄谱抗生素,并全身应用抗真菌药物。

3.支持治疗　补充血容量、输血、加强营养支持、纠正低蛋白血症等。

4.对症治疗控制高热、抗休克,纠正水、电解质及酸碱失衡等。

二、全身性化脓性感染病人的护理

(一)护理评估

1.健康史　了解病人感染的时间、经过及发展,既往有无免疫缺陷、营养不良、长期使用广谱抗生素等病史。

2.身体状况

(1)局部:原发病灶的部位、性质以及脓液的性状。

(2)全身:病人的生命体征、面色、神志、尿量等的变化;有无寒战、高热,水、电解质及酸碱失衡和感染性休克等表现。

(3)辅助检查:白细胞计数明显增高或降低;血培养和药物敏感试验的结果;肝、肾等运要脏器的检查。

3.心理-社会支持状况　因全身性外科感染起病急、病情重、发展快,病人和家属经常会出现焦虑、恐惧等心理反应,所以应了解他们的心理状态及其情绪变化的原因,评估他们对防治疾病的了解程度和对治疗方案的了解程度等。

(二)护理诊断及合作性问题

1.体温过高　与致病菌感染有关。

2.营养失调:低于机体需要量　与机体代谢量增高、呕吐有关。

3.潜在并发症　有感染性休克及水、电解质代谢紊乱等。

(三)护理目标

(1)体温下降或恢复正常。

(2)营养的摄取能适应代谢的需要。

(3)未发生并发症,或并发症出现后能及时发现和处理。

(四)护理措施

1.控制感染

(1)密切监测病情变化:观察生命体征的变化,记录 24h 出入液量。若病人出现高热。给予物理降温或根据医嘱应用退热药降温。

(2)抗感染:根据医嘱。及时、准确使用抗生素,控制感染。

(3)细菌培养:协助医生在病人寒战、高热时采集血标本做细菌或真菌培养,以明确致病菌,并给予有效治疗。

(4)严格无菌操作:加强静脉留置导管的护理,预防感染的发生。每天坚持消毒、清洁静脉留置导管入口处,并及时更换敷料。

2.营养支持　摄入高热量、高蛋白、高维生素饮食;进食困难者,可行肠内、肠外营养。遵医嘱给病人输注新鲜血,加强病人营养支持,提高抵抗力。

3.并发症的观察和防治

(1)感染性休克:若病人出现体温升高、脉搏及心率增快、呼吸急促、面色苍白、尿量减少、意识障碍等感染性休克的临床表现,发现后应及时报告医生,并配合进行积极抢救。

(2)水、电解质失衡:观察病人是否出现口渴、皮肤弹性差、尿量减少等脱水的表现,定时监测电解质的变化,及时补充体液和电解质,维持体液平衡。

（五）护理评价

(1)体温是否正常,全身性感染是否得到控制。

(2)营养能否满足机体的需要。

(3)是否出现了感染性休克等并发症,或发生后能否得到及时、有效的处理。

（六）健康指导

(1)注意个人日常卫生,保持皮肤清洁。

(2)加强饮食卫生,避免肠源性感染。

(3)发现局部感染病灶或受伤后应及早就医,以免炎症进一步扩散。

(4)对患有糖尿病等全身慢性疾病的病人,应让其了解病情。

(5)嘱病人加强营养,平时坚持体育锻炼,增强机体抵抗力。

第四节　特异性感染患者的护理

一、破伤风

破伤风(tetanus)是由破伤风杆菌侵入人体伤口并生长繁殖、产生毒素所引起的一种急性特异性感染。常发生在各种创伤后,亦可发生于不洁条件下分娩的产妇和新生儿。

（一）病因及病理生理

破伤风杆菌是革兰氏阳性厌氧梭状芽孢杆菌,广泛存在于土壤、人畜粪便中,芽孢抵抗力很强。100℃时仍能生存半小时。正常皮肤和黏膜破伤风杆菌不能侵入,如果伤口小而深、伤口内有缺血坏死组织、血块阻塞、引流不畅、异物存留等,特别是合并需氧菌感染的伤口更易发生破伤风。

破伤风杆菌在伤口内生长繁殖,并分泌外毒素,包括痉挛毒素和溶血毒素两种。痉挛毒素是对神经系统具有高度亲和力的痉挛素,它是致病的主要毒素。它可经血液循环和淋巴系统到达脊髓、脑干等处,与中间联络神经元的突触相结合,抑制突触释放抑制性传递介质。运动神经元因失去中枢抑制而兴奋性增强,使骨骼肌发生紧张性收缩与痉挛。同时毒素还可阻断脊髓对交感神经的抑制,使交感神经过度兴奋,引起血压升高、心率增快、体温升高、大汗等。溶血毒素,可致组织加重坏死和心肌损害,但对发病不起决定作用,

（二）临床表现

1.潜伏期　一般为 6～10 天,少数可于伤后 1～2 天发病,最长可达数月。新生儿破伤风多在断脐后 7 天发生,故称"七日风"。潜伏期越短,症状越重,预后越差。

2.前驱表现　表现为全身乏力、头痛、头晕、怕冷多汗、咀嚼肌酸胀、咀嚼无力、烦躁不安等。

3.典型表现　主要是在肌紧张性收缩(肌强直、发硬)的基础上,出现阵发性强烈痉挛。

通常最先受累的肌群是咀嚼肌,随后依次是面部表情肌及颈、背、腹、四肢肌和腹肌。表现为:张口困难(牙关紧闭)、"苦笑"面容、颈项强直、头后仰:当背、腹肌紧张性收缩时,因背部肌群收缩较为省力,躯干因而扭曲成弓,腰部前凸,足后屈,形成"角弓反张"的强迫性体位;而四肢呈屈膝、弯肘、半握拳等痉挛状态。膈肌受累可致面唇青紫、呼吸困难,甚至呼吸暂停。强烈的肌痉挛可导致肌断裂。甚至发生骨折;膀胱括约肌痉挛可引起尿潴留,持续呼吸肌痉挛可造成呼吸骤停。在肌肉强直性收缩的基础上,受到外界轻微的刺激,如声、光、接

触、饮水等均可诱发阵发性痉挛。抽搐发作时病人屈膝、弯肘、半握拳、口吐白沫、呼吸急促，头频频后仰，大汗淋漓。而病人的神志始终清楚，表情痛苦。肌痉挛及大量出汗可引起水、电解质失衡及酸中毒。严重者发生心力衰竭。发病期间，发作越频繁提示病情越重。病程一般为 3～4 周，病后 1 周内发作频繁，2 周后可逐渐缓解。

（三）辅助检查

1.实验室检查　脑脊液检查正常，多无异常发现。

2.伤口处分泌物检查　可查出革兰氏阳性杆菌，伤口渗出物可做细菌培养。

（四）预防

破伤风是可以预防的疾病。创伤后早期彻底清创，改善局部厌氧环境是预防的关键；此外，还可通过人工免疫的方法，产生稳定的免疫力。人工免疫有主动和被动免疫两种，临床常用被动免疫。被动免疫适用未曾进行破伤风类毒素预防注射的开放性损伤的伤员及施行伤口已愈合的陈旧性异物取出术的伤员。

1.正确处理伤口　对各种伤口，都应及时彻底清创。污染严重伤口要清除异物，切除坏死组织并充分引流，切开死腔敞开伤口不予缝合，并用 3％过氧化氢溶液冲洗。

2.破伤风抗毒素（TAT）　注射 TAT 是一种常用的预防措施。TAT 为异种蛋白制剂，可致过敏反应，在体内仅能存 6 天。常规肌内注射剂量为 1500U，若受伤超过 24h 或伤口污染重，剂量加倍。用前询问过敏史。注射前常规做过敏试验。

3.人体破伤风免疫球蛋白（TIG）　TIG 是推广使用的理想制品，无过敏反应，在体内存留时间为 4～5 周，效能比 TAT 强 10 倍以上，肌内注射剂量为 250～500U。

（五）治疗原则

破伤风是一种极为严重的疾病，死亡率高，应采取积极的综合治疗措施尽力抢救。痊愈后无明显后遗症是其特点。

1.消除毒素来源　彻底清创，伤口应敞开，并予充分引流，局部可用 3％过氧化氢溶液冲洗。若伤口愈合后应注意检查有无瘘管或死腔。

2.中和游离毒素　因 TAT 或 TIG 不能中和已与神经元结合的痉挛毒素，只能中和游离毒素，故应尽早使用。TAT 一般用量为 10000～60000U，肌内注射或静脉滴注，注意严防血清反应。TIG 早期应用，剂量为 3000～6000U，一般只用 1 次。

3.控制和解除痉挛这是治疗中最重要的环节。轻者可使用镇静安眠药，如安定 10～20mg 肌内注射或静脉滴注，苯巴比妥钠 0.1～0.2g 肌内注射，10％水合氯醛 20～40ml。保留灌肠等。严重者，可使用冬眠Ⅰ号合剂（由氯丙嗪、异丙嗪各 50mg，哌替啶 100mg 及 5％葡萄糖溶液 250ml 配成）。痉挛发作频繁不易控制时，可使用硫喷妥钠缓慢静脉注射。

4.防治并发症　主要防治呼吸道并发症，如窒息、肺不张、肺部感染等。防止病人发作时坠床、骨折、舌咬伤等。对抽搐频繁、药物不易控制的严重病人，应尽早行气管切开，必要时上呼吸机辅助呼吸。因痉挛、出汗、不能进食等，导致热量消耗和水分丢失过多，注意纠正水、电解质代谢紊乱和给予营养支持。使用青霉素、甲硝唑以抑制破伤风杆菌，防治感染。

（六）护理评估

1.健康史　询问病人发病经过，不应忽视任何轻微的受伤史；有无产后感染或新生儿脐带消毒不严等病史；了解破伤风预防接种史等。

2.身体状况

(1)局部:了解病人的受伤史,受伤的部位、范围及深度,有无受到感染等。若是新生儿注意检查脐带有无红肿等感染的迹象。

(2)全身:评估病人的肌肉痉挛引起的症状和体征、发作的时间和间隔的时间;呼吸困难的程度或肺部感染;病人排尿的状况及其他脏器功能状态等。

(3)辅助检查:伤口分泌物可做厌氧菌培养,但阳性率不高。

3.心理-社会支持状况　因起病急、病情严重,反复痉挛时病人意识是清醒的,所以病人表情极为痛苦,多有焦虑、恐惧甚至有濒死感。病人可能因隔离、开口困难感觉孤独无助,因此护士应了解病人的情绪反应。了解病人家属对本病认识程度和心理承受能力。

(七)护理诊断及合作性问题

1.有窒息的危险　与持续性喉头和呼吸肌痉挛、误吸有关。

2.有体液不足的危险　与反复肌痉挛、大量出汗有关。

3.有受伤的危险　与强烈的肌痉挛有关。

4.尿潴留　与膀胱括约肌痉挛有关。

5.营养失调:低于机体需要量　与肌痉挛消耗、摄入障碍有关。

(八)护理目标

(1)呼吸道通畅,呼吸平稳。

(2)体液维持平衡,生命体征及尿量正常。

(3)未发生意外伤害。

(4)能正常排尿。

(5)能满足机体代谢需要,恢复经口饮食。

(九)护理措施

1.一般护理

(1)环境要求:将病人置于单人隔离病室遮光,房外设有明显隔离标志,保持安静。室内温度15～20℃,湿度60%。

(2)减少外界刺激:医护人员需做到说话轻、走路轻、操作稳、使用器具时避免发出噪音;合理、集中地安排各种护理治疗和操作,尽量在使用镇静剂后30min内完成;减少探视,避免干扰病人,减少刺激,避免风、光、声等刺激而诱发抽搐。

(3)用药护理:遵医嘱使用TAT、镇静解痉药、抗生素等,观察并记录用药后的效果。保持输液通畅,在每次抽搐后应检查静脉管道是否堵塞或脱落而影响治疗。

(4)严格隔离消毒:严格执行接触隔离措施;护理人员应穿隔离衣、戴帽子、戴口罩和手套等,身体有伤口者不能进入病室;接触过病人伤口的物品,先用1%过氧乙酸溶液浸泡10min,再行高压灭菌;更换后的敷料须立即焚烧,病人的排泄物应严格消毒后倾倒,尽可能使用一次性材料;所有器械及敷料须专用,用后给予灭菌处理,防止交叉感染。

2.保持呼吸道通畅

(1)床旁备好气管切开包及急救药品,以备急救所需。对频繁抽搐无法咳痰者应予以吸痰;对不易控制者,应尽早行气管切开,及时清除呼吸道分泌物,必要时进行人工辅助呼吸。

(2)痉挛发作控制后,应协助病人翻身、叩背,以利排痰,痰液黏稠者可行雾化吸入。气管切开病人应给予气道湿化。

（3）进食时注意避免呛咳、误吸；频繁抽搐者,禁止经口进食。

3. 严密观察病情变化

密切观察病人的生命体征、意识、尿量等变化,观察痉挛发作前的征兆,并记录抽搐发作的次数、症状、体征、持续时间和间隔时间。注意观察药物的疗效,用以调整用药的时间、剂量或更换药物。

4. 防止意外受伤

使用床护栏,防止病人坠床;抽搐时应用牙垫防止舌咬伤;必要时使用约束带固定病人,注意关节部位保护,防止肌膜断裂和骨折。

5. 导尿管的护理

对尿潴留的病人行留置导尿时,做相关护理,防止泌尿系感染。

6. 保证营养的摄入

可以经口进食者予以高热量、高蛋白质及维生素饮食,少量多餐,避免呛咳和误吸;不能进食者提供肠内、外营养支持。

（十）护理评价

（1）有无呼吸困难的表现,呼吸道是否通畅。

（2）生命体征是否正常,水、电解质代谢是否出现紊乱。

（3）是否发生意外伤害。

（4）是否恢复自行排尿。

（5）营养摄入是否满足机体需要。

（十一）健康指导

（1）加强有关破伤风发病原因和预防知识的宣传教育,使人们认识到破伤风的危害性。受伤后须及时就诊,并且正确处理伤口和常规注射破伤风抗毒素。

（2）加强劳动保护,避免创伤。日常不可忽略任何小伤口,如木刺、锈钉刺伤及深部感染（化脓性中耳炎）等的正确处理。

（3）避免不洁接生,指导农村妇女选择医疗设备完善的医院生育,防止新生儿破伤风和产妇产后破伤风。

（4）高危人群定期接受破伤风抗毒素的预防注射,以获得主动免疫。

二、气性坏疽

气性坏疽（gas gangrene）是多种厌氧芽孢杆菌侵入伤口导致的急性特异性感染。多见于严重战伤,平时偶见于严重软组织损伤、复杂性骨折等,若不及时处理,常丧失肢体,甚至危及生命。

（一）病因及病理生理

气性坏疽杆菌是革兰氏阳性厌氧梭状芽孢杆菌,广泛存住于自然界土壤和人、牲畜粪便中,有产气荚膜杆菌、恶性水肿杆菌、腐败弧形杆菌等,常为混合感染。在缺氧的环境下能够生长繁殖和致病,多发于深部组织损伤,如伤口深引流不畅,有死腔或异物、血管损伤等。合并肌肉缺血和大片组织坏死造成局部缺氧易发生本病。

气性坏疽杆菌侵入伤口,在肌组织中生长繁殖,并产生外毒素及多种酶,其中 α-毒素为主要毒素,可引起溶血、尿少、肾组织坏死、血压下降、脉搏加快及循环衰竭等。大量毒素进入血液循环,则引起严重的毒血症,以至并发感染性休克。

（二）临床表现

临床多见于肌肉丰富的下肢和臀部严重外伤,易感染气性坏疽。潜伏期一般为 1～4 天,短者伤后 6～8h。

1. 局部症状　病初患肢有沉重感或胀感,产生强烈"胀裂样"剧痛。局部炎症迅速扩散,使患肢急骤肿胀,伤口周围先水肿、发亮、皮肤苍白,逐渐转变为暗红色,最终呈紫黑色。在皮肤表层出现含有暗紫色液体、大小不等的水疱。若轻压创缘时,伤口溢出带有恶臭味浆液体或浆液性血性液体,并伴有气体逸出,出现捻发音。伤口肌肉颜色呈暗红色或紫黑色,失去弹性及收缩力。切面不出血。由于血栓形成与局部受压造成静脉、淋巴回流障碍,使伤口远端肢体水肿、变色、发冷,最终发生坏疽。

2. 全身症状　病人极度衰弱,颜面苍白、出冷汗,有时烦躁不安,呼吸急迫,体温急骤上升至 39～41℃。脉搏弱而快,升至 120 次/分。严重者可出现谵妄或嗜睡,甚至昏迷。

（三）辅助检查

1. 血常规检查　因溶血素的溶血作用,红细胞明显减少至$(1～2)×10^9/L$,血红蛋白降至 30%～40%;白细胞增至$(12～15)×10^9/L$;可出现肝功能损害和酸中毒。

2. 伤口分泌物涂片检查　发现大量革兰氏阴性杆菌和少量白细胞,

3. 影像学检查　X 线检查示伤口肌群间有气体。

（四）预防

伤后早期彻底清创是预防气性坏疽最有效的方法。若伤口污染严重,应彻底切除坏死组织及清除异物。尤其火器伤,清创后以 3% 过氧化氢溶液充分清洗并湿敷。伤口需敞开并不予缝合,可使用抗生素。

（五）治疗原则

1. 一般处理　将病人收入单人病室,严格执行隔离制度;凡病人用过的床单、衣物、器械等,要单独收集高压灭菌;敷料必须焚毁;清创术尽量在病室做;如在手术室进行时,要封闭以甲醛熏蒸消毒 48h,以防止交叉感染。

2. 手术疗法　气性坏疽病情发展极迅速,对伤口处理必须分秒必争,才能取得良好疗效以挽救肢体和生命。

3. 抗生素应用　气性坏疽多为混合感染,应用大量青霉素或广谱抗生素控制化脓感染。

4. 支持疗法　给予高蛋白、高热量、富含维生素饮食;纠正水、电解质平衡失调;少量多次输新鲜血液,增强机体抵抗力,纠正贫血;并给予止痛、退热、镇静。

5. 高压氧疗法　吸入高浓度氧,能提高组织血液含氧量,以抑制厌氧菌的生长繁殖。

（六）护理评估

1. 健康史　了解病人的发病时间、经过,引起局部缺氧环境的因素,伤口的污染程度、深度,以及有无开放性损伤史等。

2. 身体状况

(1)局部:了解患肢疼痛性质及程度,伤口有无水疱,有无气体逸出,了解伤口分泌物的性状、颜色和气味,以及周围皮肤的肿胀程度及有无捻发音。

(2)全身:评估病人的生命体征、意识状态、重要脏器功能状态等。

(3)辅助检查:包括实验室、影像学检查,了解伤口渗出物涂片及细菌培养的结果。

3.心理-社会状况本病起病急、发展快,患肢疼痛剧烈,一般止痛剂不能缓解,甚至病人需要做截肢手术,故病人常有焦虑、恐惧等心理反应。

(七)护理诊断及合作性问题

(1)皮肤完整性受损:与切口感染有关。

(2)组织灌流不足:与肢体肿胀、血供不足有关。

(3)舒适的改变:疼痛,与肢体缺血有关。

(4)焦虑恐惧:与可能施行的截肢手术不安及担忧有关。

(5)知识缺乏:与对疾病的进展演变以及高压氧治疗等缺乏知识有关。

(八)护理目标

(1)受损的组织得以修复,皮肤恢复其完整性。

(2)能维持体温正常,感染得以控制。

(3)疼痛缓解或减轻。

(4)能逐步接受自身形体变化,适应新生活。

(5)病人及其家属对本病的有关知识了解和掌握。

(九)护理措施

1.隔离措施 病人住单间,实施接触性隔离处理。使用的敷料应集中焚毁。

2.密切观察病情 应密切观察血压、脉搏、呼吸及体温变化,注意伤口及肢体的变化,特别是肢体的血运状况,注意皮肤色泽、肢体肿胀程度及脓液情况,及时记录并报告医生。

3.创口处理 气性坏疽肢体肿胀、大片肌肉坏死,故除早期正确处理伤口外,还需做好伤口护理,保持伤口引流通畅,定时以氧化剂冲洗、湿敷。

4.高压氧治疗 对需作高压氧治疗的病人应说明有关措施。

5.心理护理 对需截肢的病人应仔细解释截肢对保存生命及治疗方面的必要性,鼓励其正确对待残疾,并联系做好义肢等。

(十)护理评价

(1)伤口疼痛是否得到有效控制。

(2)伤口愈合是否良好。

(3)感染是否得到有效控制,体温是否控制在正常范围。

(4)营养是否满足机体需求。

(5)水、电解质是否平衡。

(6)是否适应形体的改变,生活是否能自理。

(7)是否安全且无意外伤害发生。

(8)是否有贫血发生。

(十一)健康教育

(1)加强公众预防性教育,注意劳动保护,避免损伤。

(2)受伤后预防是关键,及时、彻底清创,正确处理伤口并及时就诊。

(3)实施截肢手术前,应向病人及其家属告知手术的必要性及术后的不良反应,使病人及其家属思想上有所准备。

(4)指导病人进行患肢功能锻炼,逐渐恢复患肢的功能,提高生活质量。介绍有关义肢的知识,指导截肢病人正确使用义肢和进行适当的功能训练。

参考文献

［1］ 周庆华,朱春梅.护理学导论［M］.上海:第二军医大学出版社,2010.

［2］ 姜安丽,石琴.新编护理学基础［M］.北京:高等教育出版社,1999.

［3］ 朱京慈,王春梅.现代护理实践技能［M］.北京:人民军医出版社,2004.

［4］ 徐玉香,李艳茹,肖颖娜,张晓伟.综合临床护理指南［M］.石家庄:河北科学技术出版社,2016.

［5］ 唐前.内科护理［M］.重庆:重庆大学出版社,2016.

［6］ 刘杰.内科护理［M］.郑州:河南科学技术出版社,2012.

［7］ 封银曼,高丽.康复护理［M］.北京:人民军医出版社,2015.

［8］ 周剑忠.外科护理［M］.郑州:河南科学技术出版社,2008.

［9］ 张淑爱.内科护理［M］.北京:人民军医出版社,2010.

［10］ 李俊华,程忠义,郝金霞,等.外科护理［M］.武汉:华中科技大学出版社,2013.

［11］ 刘振铮,刘英明,李春霞,等.外科护理［M］.上海:上海科学技术出版社,2006.

［12］ 王海燕.妇产科护理学［M］.郑州:郑州大学出版社,2006.

［13］ 刘延锦,单伟颖.妇产科护理学［M］.郑州:郑州大学出版社,2008.

［14］ 巩转娣.实用妇产科护理技术［M］.兰州:甘肃科学技术出版社,2013.

［15］ 杨敏,成守珍.中华妇产科护理"三基"训练手册［M］.济南:山东科学技术出版社,2006.

［16］ 丁郭平,吴斌,等.妇产科护理［M］.长沙:中南大学出版社,2011.

［17］ 熊杰平.儿科护理［M］.南昌:江西科学技术出版社,2008.

［18］ 曾丽娟,等.国家骨干高职院校建设项目成果系列教材 儿科护理［M］.武汉:湖北科学技术出版社,2014.

［19］ 张国成.儿科护理(供护理学类专业用)［M］.北京:人民卫生出版社,2003.

［20］ 洪黛玲.儿科护理学［M］.北京:北京医科大学出版社,2000.

［21］ 胡嫦.儿科护理学［M］.北京:中国医药科技出版社,2005.

［22］ 李云峰,等.实用儿科护理科［M］.济南:山东科学技术出版社,2015.

［23］ 肖洪玲.儿科护理学［M］.郑州:郑州大学出版社,2015.

［24］ 张燕京.外科护理［M］.北京:人民军医出版社,2010.

［25］ 俞宝明.外科护理［M］.南昌:江西科学技术出版社,2008.

［26］ 胡忠亚.外科护理技术［M］.南京:东南大学出版社,2006.

［27］ 孙朝文,等.外科护理速记宝典［M］.北京:人民军医出版社,2012.